＜ホメオパシー科学選書＞

真実の告白

水の記憶事件

ホメオパシーの科学的根拠「水の記憶」に関する真実のすべて

ジャック・ベンベニスト　著

フランソワ・コート　編
由井 寅子　日本語版監修
堀 一美・小幡 すぎ子　共訳

目　次

日本語版監修者まえがき …… 4
まえがき …… 9
序　　文　ブライアン・D・ジョセフソン教授 ……10

はじめに ……13
第 1 章　転落したある科学者の軌跡 ……17
第 2 章　『ネイチャー』に掲載すべきか、せざるべきか …37
第 3 章　裏づけ調査 ……57
第 4 章　難破船から逃げるネズミ ……67
第 5 章　科学の検閲 ……81
第 6 章　分子の場 ……97
第 7 章　汚染された生理食塩水 …… 111
第 8 章　首を賭けて …… 125
第 9 章　デジタル生物学 …… 143
第 10 章　科学者と原理主義者、嘲笑と中傷 …… 157
おわりに …… 177

あとがき …… 185
著者・日本版監修者・訳者紹介 …… 189
在りし日のベンベニスト博士フォトグラフ …… 192
日本のホメオパシーインフォメーション …… 195

日本語版監修者まえがき

「水の記憶」に関する研究で革命的な発見者となるはずだったベンベニスト博士が、2004年10月3日にパリの病院で亡くなられました。享年69歳でした。

本書を刊行するにあたり、科学界からの圧力に屈することなく自分の信念を貫き通したベンベニスト博士に、謹んで追悼の意を表します。

英科学誌『ネイチャー』に掲載された高希釈液の活性に関するベンベニスト博士の論文は、科学界を大論争の嵐に巻き込んだことはあまりにも有名です。論文掲載後の科学界からの攻撃は凄まじいものであり、そのときのことをベンベニスト博士は次のように語っています。

「魔女狩り以上のもので、およそ科学者とは無縁の態度であった」

ベンベニスト博士とは、生前「水の記憶」に関する研究で交流しており、フランスの彼の研究所を訪ね、最新の実験を実演して見せていただいたり、1998年には日本に招聘し、ロイヤル・アカデミー・オブ・ホメオパシー主催にて、彼の最新の研究成果を講義していただきました。そのとき、彼と旅行に行き、いろいろと話をしました。今となってはかけがえのない想い出であります。純粋な実験結果をそのまま発表しているだけなのに、それが理解されず、詐欺師まがいの扱いをされていることに対して、彼がどれだけつらい思いをしていたか想像できるものではありません。

亡くなられる数年前に、首が回らなくなったと悲痛な叫びともとれる連絡がありました。資金不足だけではなく、実際に首を回すことができなくなってしまったのです。それでも首にコルセットをして研究を続けていた彼には敬服するばかりです。ノーベル賞候補に二度もノミネートされた彼でしたが、結局は科学界から完全に無視され、資金援助もなくなり、ついに日の目を見ることなく亡くなられてしまったことは、とても残念でなりません。

ベンベニスト博士の論文に対する全く理不尽な攻撃の経緯は、フランス科学界というよりも、人間特有の性癖、すなわち、自分の信じているもの（それはすなわち自分というものの正体なのですが）を守るために、それを脅かすものを排除しようとする心理からもたらされた悲劇です。かつてアメリカ医師会がホメオパシーを叩き潰したように……。自分が信じているものを維持するための宗教戦争と同じ性質を有しています。ベンベニスト博士がいくら実験し水の記憶を証明しても、そんなことは知りたくもない人々、真実などより自分の信じているものの方が大切な人々がたくさんいるのです。自分が信じていられる限りにおいて、自分が信じていることが真実ですから……。あまつさえ、真実を探求するのが仕事の科学者も例外でないとしたら、もはや真実はどこにも見つかりません。

しかしベンベニスト博士がこれほどまでに攻撃された理由はそれだけではなく、彼の論文が、ホメオパシーの科学的根拠となることへの多大な恐れがあったことは想像に難くありません。医薬品産業、医療関連産業を根底からひっくり返しかねないホメオパシーの有効性が科学的に証明されることは、世界経済の中枢にいる人々にとって全く不愉快きわまりないできごとなのです。また、ベンベニスト博士の発見と利害関係が絡む不特定多数の実に多くの人間の意識が、この真実の改竄へと導いたようにも思えます。つまり、単にこれまでの科学的常識とかけ離れていたからというだけではなく、彼の実験結果が、インチキ療法のレッテルを貼られているホメオパシーを正当化するものとなることへの多大な恐れが関係していたと思うのです。ホメオパシー治療は、人間を自然体へと戻す真正医学であり、ホメオパシー医学を認めることは、医薬品産業、医療関連産業に携わる人々にとって、自分たちの価値観がひっくり返されることにほかならないと、深い部分で知っているのです。そういう人々はホメオパシーに対して拒絶反応を示します。

しかし彼らの誤算は、ベンベニスト博士が権力に屈するような小さく臆病な人物ではなかったことでしょう。今この本はフランスでベストセラーとなり、大きな反響を呼んでいます。そして世界に先駆けて、堀一美さんと小幡すぎ子さんによって日本語に翻訳され、出版されます。実はベンベニスト博士の訃報を聞いたときから、彼の遺稿を出版し、日本の皆さんに彼の意思を伝えようと、私は心に決めていました。今こうして実現することができたことを大変嬉しく思います。

そしてついに、浮かばれなかった者が浮かび、浮かばれ過ぎた者が沈むときがきたのです。本書はそうした運命の歯車を回し、逆さまになった世の中をひっくり返す一つの鍵となるものです。ベンベニスト博士の研究を正当に評価せざるをえない時期が近づいています。そしてそれは、ホメオパシーが正当に評価される時期がもうそこまで来ているということです。抑圧され続けたベンベニスト博士の発見は、その反動で噴出するとき待っています。そのとき全世界の人々が、似非科学のレッテルを貼られたベンベニスト博士の研究が、真正科学だったことを知ることになるのです。そのときホメオパシーも同じく、似非治療ではなく真正医学であることを全世界の人々が知ることになるのです。ベンベニスト博士のしかけた時限爆弾は、今もカウントダウンを続けています。

さて、ベンベニスト博士によると、通常生物学者というものは、水に電磁気パターンを照射することで、物質なしに生物学的システムを駆動できるなどというたぐいの話は聞く耳もたない人種であり、鍵と鍵穴という幻想にしがみつき、抗体と抗原、酵素と代謝物質、ホルモンと受容体、神経伝達物質と受容体、これらが物理的に結合してはじめて情報を伝達できると信じているわけです。しかし真実は、水を介した電磁気の振動パターンを介して情報を伝達し、認識しているのです（あるいは、もしかしたら水の物理的振動パターン、すなわち音の振動パターンでも認識しているかもしれません）。

生体システムにおける情報伝達の原理は、共鳴の原理に基づくものです。神経伝達物質が振動し、そして受容体も振動しています。

両者の振動が共鳴してはじめて受容体が情報を受信できるのです。本書でベンベニスト博士が述べているように、ラジオのチューニングと同じです。同様に、私たちが見るもの聞くものも、実は私たちの体から微弱な振動が発信され、それに共鳴するものだけを見たり聞いたりしているのです。私たちのこの現実というものは、共鳴原理、同種の原理によって成り立っているのです。ですから、自分に無いものを見たり聞いたりすることはできないのです。そして、自分にないものに心動かされることもないのです。私たちの心が掻き乱される本当の原因は、外側にあるのではなく、自分のなかにあるのです。これがホメオパシーの根本的な考えであり、したがって、こだわりと共鳴する同種のパターンをもつレメディーを与え、心と体に己のこだわりを気づかせることで、自分で自分のこだわりを解放させようとするのです。

近年、水がレーザーのような特性をもつ可干渉性・凝集性領域が論じられています。さらに、水が独特な電磁場を維持する安定（非溶解）氷結晶が特定され、特徴づけられています。すなわち喩えて言えば、水の中に水でできた真珠の玉のような水の凝集領域が存在するということです。そして、その水の凝集領域に物質固有の電磁信号が保存されていると推測することができます。それは、凝集領域のなかの水分子が織りなす形態に保存されているのではないかと思うのです。この凝集領域は、物質を含む水を激しく振盪することで形成されます。この水でできた凝集領域は、疑似物質分子ともよべるかもしれません。

1958年、ロンドン大学のペンローズ教授が木製ブロックを激しく振盪するだけで、無生物であるブロックでも自己増殖できるという画期的なことを示したように、水を激しく振盪することで、物質と水との電磁気的な相互作用によって、水へその物質情報の電磁気的な痕跡が刻印され、それが鋳型となり、物質がなくなっても、あるいは物質なしに電磁気パターンだけを与えても、振盪するなかで自己増殖を繰り返していくのではないかと思います。いずれにせよ、レメディーが私たちの心と体に作用する以上、水は、私たちの心と生体システムにおいて共鳴することのできる、物質固有の振動を何らかの形で保存していることは間違いないことです。

ベンベニスト博士のデジタル生物学によれば、従来の電気通信の手段を通して地球の裏側に瞬時に伝送され、そこで解析されうる信号を処理することで、有害物質、タンパク質（抗原、抗体、プリオン）、または微生物（寄生虫、細菌、ウイルス、異常細胞）などの検知が、物理的サンプリングなしで可能となると宣言しています。

そして、ホメオパシーの原理（共鳴の原理）をもちいたエネルギー測定修正機器として世界最先端のQX-SCIO（クォンタムゼイロイドースキヨバージョン）で実現されています。量子物理学に基づいた、この意識をインターフェイスする機器を開発したネルソン博士（私のホメオパシーカレッジ大学院時代における恩師でもあります）も異端の科学者であり、不当に迫害を受けている科学者の一人です。

今後、ベンベニストの研究が正当に評価され、科学においてそれが正しく使われることを願ってやみません。

Ph.D.Hom（ホメオパシー博士）
由井寅子

まえがき

　ジャック・ベンベニストは、2004年10月3日にその生涯を閉じました。90年代の終わりに、すでにわが父はこの作品を本として出版することを目指していました。常に手の届くところに原稿をおいて、定期的に省察を加え訂正を加えていたのです。父は、これをいつか記念すべき日に世に出したいと願っていたのでしょう。たとえば著名な科学雑誌に「記念碑的な」論文を掲載することができた翌日とかに（その雑誌が英科学誌『ネイチャー』だって不思議はありません）。その論文掲載は父が行った発見を再認識し、それを事実として受け入れることの証となるはずでした。

　残念ながら運命は別の道をとりました。われわれはこの原稿を広く世の中に知ってもらおうと、出版する決意をしたのです。

ジェローム、ローラン、ヴァンサン・ベンベニスト

序　文（ブライアン・D・ジョセフソン教授(*1)による）

私がジャック・ベンベニストとはじめて会ったのは1988年バミューダでの学会で、彼の論文が『ネイチャー』誌に掲載されて大論争を巻き起こす数か月前のことである。当時、私は彼を取り巻く出来事がどのように展開するのか想像すらつかなかった。その後もわれわれは連絡をとり続け、ジャックは自分の研究の進み具合を私に知らせ続けてくれた。1999年3月、私の招待で彼は物理学に関する学会の一環としてケンブリッジで講演をするためにやってきた。われわれは彼の研究とその科学的意味、そしてその研究結果から導かれる、従来の科学に与えるであろう重大な影響等について説明してくれるよう彼に依頼した。これは案の定、人々を驚かせた。しかしケンブリッジのキャベンディッシュ研究所は、この125年の間、常に驚くべき発見を数多く成し遂げてきた勇者であるから、彼の研究をめぐって起きた多くの論争にもかかわらず、誹謗者に追随することなく、また、かかる研究を無視したり検閲したりしないと決めたのである。

ベンベニスト博士は講演のなかで、生体のある生物学的信号がコンピュータのハードディスクに記録されると、インターネット経由で別の場所に転送され、送信元の分子によって生じる具体的な変化が、そこで、原因分子なしに生物学的システムのなかで再生される、と述べた。ベンベニストは実験道具を携え、われわれの目の前で最新の実験を再現してくれた。彼に与えられた限られた時間を考慮すれば、この実験結果はありうるというレベルを超えて説得力をもつことが明らかとなったのである。

われわれの研究所は、この講演をビデオに収録した。そして来るべき日にこれを発表しようとひそかに考えていたのである。ジャック・ベンベニストが、“水の構造に関する生物学的メカニズムの解明”によってノーベル賞を受賞した日に。しかしながらノーベル賞は生きている者にしか授与されない。何と残念なことだろう。私はいつの日か、ベンベニスト博士が成し遂げた科学的貢献が、それにふさわしい栄誉を受けることを確信している。

「水の記憶」なるものが存在する可能性について、科学者は何と言っているのか？ 水についての知識のない科学者ほど世間知らずで初歩的な見解をもつ傾向がある：すなわち、多少なりとも独立して動いているH_2Oの分子で構成された液体……。

実際は水とはもっと複雑なもので、個々の分子がネットワークを形成するために一時的にせよ密集することもあるのである。これらの分子が記憶を可能にするためのメカニズムをつくり出すよう相互に作用しているということは驚くべきことで、まさに人知の及ばないことである。水についての知識が豊富な研究者は、そうでない者よりも記憶ということについて、より真剣にとらえている。生物学においても同様に情報に通じている研究者は水の構造の重要性を認識しているのである。

最後に私はジャック・ベンベニストの個人的資質——あらゆる困難にもめげずに研究を遂行するという断固たる決意と、いかなるときにも忘れたことのないユーモアのセンス——を強調したいと思う。

ベンベニストが多くの称賛を得てきた従来の専門分野を離れ、身のほど知らずな危険を犯すことによって自らの地位も将来も台なしにしたと信じている人たちは、完全に間違っているのである。

ブライアン・D・ジョセフソン教授

原　注

*1：ブライアン・ジョセフソン教授—— 1973年、超伝導体に関する研究でノーベル物理学賞を受賞。発見された現象は彼の名をとって「ジョセフソン効果」と呼ばれている。著名なケンブリッジ大学キャベンディッシュ研究所に在籍。

はじめに

1988年6月28日——世界で最も影響力のある英科学誌『ネイチャー』（アメリカの『サイエンス』と双璧をなす）に「高希釈された抗血清中の抗免疫グロブリンE（抗IgE抗体）によって誘発されるヒト好塩基球の脱顆粒化」と題された論文が掲載された。このタイトルは一般人には全くちんぷんかんぷんであるが、『ネイチャー』の編集長は重大な意味をもつ論文が掲載されるときに常にそうするように、この論文を世界中の大メディアに配信したのである。あらゆる国でこの論文は大きな反響を呼び、メディアはその内容をかみ砕いた言葉で伝えたのである——「水は記憶できる！ 水を通過した物質のしるしを水は記憶できる」。これはまさに革新的な科学的事実であり、そして科学の最前線に立っている著者が、攻撃を受けたのである。数週間後、『ネイチャー』誌のチームによって非常にショッキングな条件のもとで“再検証”が行われ、その後『ネイチャー』は私の実験結果を全く信用できないと結論を下したのである。そのときから私に対する排斥行為が始まり、私は国立衛生医学研究所（Inserm、以下インセルムと表記）の中の数十人を擁する研究施設から孤立した研究所に移動させられ、研究活動を継続するために私自身で研究費を調達しなければならなくなったのである。この研究所は、私が指導している研究室の駐車場の上に建てられたプレハブの古い別館であった。

1997年1月21、22、23日、日刊紙『ル・モンド』はこの出来事を記事にした。3日間連続で6ページぎっしりにエリック・フォトリノ記者がこの「科学者たちの身に起こったドラマ」を克明に描いたのである。その誠実で深い洞察に満ちた調査には驚くばかりである。しかし彼の語り口については肯定的感情だけでなく、むしろこの8年間で感じた否定的感情の総決算を味わったという感じが強い。かかる不快感はフォトリノの筆によって引き起こされたのではなく、彼がこの連載小説のためにインタビューした多くの「科学者」

たちが声高に言い立てた愚かな発言によってである。自称“科学者”や偽研究者たちが、私の実験に立ち会わなかったばかりか実験結果をよく読みもしないで、私の高希釈に関する研究（水の記憶）についてあれこれと意見を述べているのである。なかには証拠のかけらも示さずに私のことをいかさま師とまで非難するやからまでいる。

ここに至り私は「水の記憶事件」に関する私の真実を公にし、私に対して使われた汚い手口や卑劣な行為、裏切りや10年にわたって浴びせられ続けた侮辱をすべて語るべきときがきたと考えたのである。私は自分を犠牲者とみなしたり、彼らに復讐をしようとしているのでは決してない。なぜその冒険にもかかわらず船酔いを起こしていないのかと質問されたならば、「それは絶えざる興奮と時折の恐怖を求めて一人で世界一周をしているようなものだから」と答えるだろう。

なぜならこういう冒険のなかでは自分自身のことを十分知っていなくてはならないからである。私は職業倫理上のルールを尊重したうえでの競争、科学上の論争、知性と知性のぶつかりあいを愛していた。

「愚か者に死を！」これは私の友人でもある科学者が、公の地位を離れた立場で嫌悪をあらわにして私に送りつけてきた言葉である(このような非理性的な言葉が、あろうことか科学アカデミーの一員から発せられたのだが、それでも彼はアカデミーでの職を失うことはないのである。冗談ではなく本当に……)。こういう、「まず結論ありき」というやり方については異議はない。しかし言葉どおりにとらえるならば、このスローガンは科学の世界におけるジェノサイド（大虐殺）を意味すると思われる。このように考えるのは私の傲慢、被害妄想だろうか。この30年にわたる理論物理学における停滞、科学全般にわたる、特に生物学分野での沈滞をみれば、この原因が、このような知性に対する虐殺行為にあると考えるに十分ではないか。

なぜこのような停滞が起きているのか？

３つの理由が考えられる。

①ビッグ・サイエンス、ビッグ・ビジネス、大規模組織の支配

科学の世界におけるアメリカ政府の支配や巨大資本の投入、巨大な経済・科学構造を生み出したマンハッタン計画（原子爆弾の製造）にまでさかのぼる科学研究の金力への隷属。かかるビジネスの優位をみれば、薬品産業をめちゃくちゃにする可能性のある高希釈に関する私の研究が冷遇された理由の説明がつく。他方で思考の自由は主要な科学雑誌によって危機にさらされている。というのは、これらの雑誌は権威ある科学者たちの地位を脅かしたり危うくさせるような考えを検閲することによって、知識の伝達者たるべき本来の機能、役割を放棄してしまっているからである。もし（科学的またはその他の）革命を起こそうとして、かかるメディアをあてにできるかといったら、そんなことはありえないというのが本当のところである。

②主流となっている科学の不可侵とされる真実や、その大先生に服従する心理

そこから生まれるのは服従による選別である――大組織で自分のキャリアを確固たるものにするには前もって忠誠を表明する必要がある。科学の世界における大先生（有力教授、ノーベル賞受賞者）はその見解の独自性に価値があるにすぎないのに、彼らの研究の具体的成果、見解以上のもの――つまりイデオロギー――が彼らの実質を形づくっている。彼らの成し遂げたとみなされている科学的成果以外のものは、ほとんど重要性がない。

③還俗させられた女神、科学の物化・道具化

環境と健康に対する大きな試練に直面して不安に陥っている人類にとって、科学は唯一の希望であるのに。

その結果――メディアに載った言葉のほうが日々の試行錯誤よりはるかに重みをもつシステムのなかにおいては、ノーベル賞受賞者のみが大胆にかつ罰せられずに、しかも自分の専門分野外だろうと、おかまいなしに何でも述べることができるのである。

私の個人的苦境はさておき、これらの要因は第二次世界大戦後フランス科学界を襲った大寒波を説明し尽くしている。私は自分のキャリアが水の記憶事件で完全にブロックされてしまった当事者であるが、もし他人の出来事としてこのケースを聞いたなら、３つの要因についての私の発言はより重みを増したにちがいない。私は出口のない、完全に閉鎖された、科学を守護する公的な制度群にぶつかったのであり、今もまだぶつかったままである。私の研究とその周辺分野における研究の進展は、科学知識の現状から導き出されるドグマとパラダイムを守るために設けられた評価システムの犠牲となっているのである。したがって私はかかるブロック、検閲、閉塞のプロセスを克明に描写し、暴くことに専心するつもりである。なぜなら、これは生物学の（ひいては生物医学にも通じ、こうなると、これは私たち個人に直接かかわる問題となる）将来にかかわってくるからである。ところで、この生物学は今、危機に瀕している。しかも世界レベルで。もっとも、それがわが国で顕著なのは時代遅れの制度とフランス的思考形態のなせる業である。私は現実にわれわれを縛っている唯一の（かつ不公平極まりない）科学的思考の首かせを打ち砕かないかぎり、この危機から脱出することはできないと信じている。

第1章
転落したある科学者の軌跡

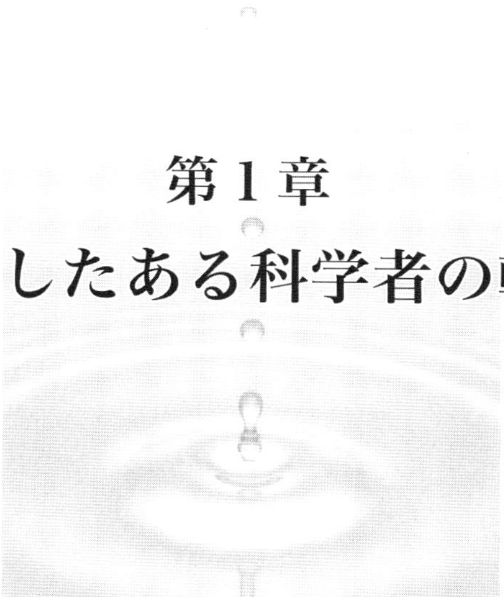

「やあ、元気かい。何だって君はアメリカがうまくやっている分野の研究を僕にしてもらいたいんだね？」。1965年こう言ってきたのは、国家的に最悪の事態を暗示する見解を私の面前ではっきりと言ってはばからない内分泌学の大家であった。この発言は当時のフランス医学界の心理状態をうまく表現して余りある。私はといえば、パリの病院で学生として、またインターン（内勤研修医）として10年以上臨床医学の経験を積んでいた。多くの研究者と異なっていたのは、私が伝統医学を“一周”したという点であろう。私は癌患者の蘇生や、当時の病院には一人しかいなかった緊急時の当直としての経験を積んでいた。研修医として6年を過ぎたころ、私はもう見るべきものは見た、という印象をもった。どんなケースやどんな緊急事態にも、もはや驚かなくなった。

確かに例の発言をした大家は私を「指名」しようと申し出てくれた。「指名」されるということは教授になり、プライベートの医療報酬を入れなくても給料を2倍（診療サービスと教育のトップとして）受け取ることを意味する。何と魅力的な生活！ それはすべて、病院における医療サービスの技術面のノウハウが当時（そして今でも大部分において）ないための混乱状態のなかで、私があるシステムを示したおかげである。病院医療の大先生方は医学、患者、診断に直接かかわることが大好きである。しかしごくわずかの例外を除いて、彼らは「企業」としての病院組織には無関心である。こうして当時（60年代）私はパリの病院に設けられた養護施設に薬の処方システムを導入し、この方面に大きく貢献したのである。このシステムは今でも有効に使われている。もっとも私はボール紙に線を引くことでカード式の個人の処方箋を作るという原理をイメージさせたにすぎない（何という大胆さ！）。私がこれに関して国際的なエキスパートになるのに2つの論文を書くだけで十分であった。今でも笑いが止まらない。

私のキャリアは当時頂点に達したかにみえた。なかには死の寸前という人もいようが。要するに、私は当時のフランスのように退屈だった。パリの病院の当直室で呼び出しに応じていたのは、おそらくそのためだったと思われる。ヴィルジュイフにあるCNRS（国立科学研究センター、以下CNRS）の研究者[*1]が免疫学の研究をさせるためにインターンを募集していた。私は彼とはじめて会ったとき、どうしてインターンを雇いたいのか聞かずにはいられなかった。「知性や創造性が必要なんじゃなくて、インターンは勤勉だからだ。パリの病院のインターン試験に合格したということは、その後何年も椅子に座ってプログラム（つまり医学の知識全部）を頭に詰め込んだことを意味するからね」と彼は答えた。

このようにして予想していたとおり、ヴィルジュイフのCNRS内の癌センターでパートタイムで免疫学の研究を始めることになった。他方、私はギュスターヴ・ロワシー研究所の診療所で責任者として働いていた。後に『Journal of Immunology（免疫学ジャーナル）』（以下『免疫学ジャーナル』）（その方面では有名なアメリカの専門誌）で賞を受けることになる実験結果を出したのは、それからまもなくのことであった。最高レベルの科学誌に研究結果を掲載されることで研究者本人が受ける重大な影響については後で再び検討する。

68年5月に起きた抗議運動（1968年の5月革命のこと）は病院をも巻き込んだ。ヴィルジュイフにおいて私はアンドレ・ルウォフとしこたまののしりあう羽目になった。アンドレ・ルウォフはいわゆる“左派”の男だが、このうえなく権威主義的で、1965年フランシス・ジャコブ、ジャック・モノとともに分子生物学における研究でノーベル医学賞を受賞した人物である。かかる人物とののしりあうとは、研究者としてのキャリアを始めるにあたり、またとないすばらしい方法だったといわざるをえない。翌年の初め、私は日刊『ル・モンド』紙「自由論壇」において、フランス医学界と科学制度における知的エリート支配構造に疑惑の目を向ける論文を投稿し主張を繰り返した[*2]。掲載されるや、ちょっとしたセンセーションを起こし、同じテーマでさらにいくつかの批判的論文を書くことになった。

同年、私はカリフォルニアに出発する。サンディエゴ郊外、ラ・ホヤにある世界的に有名な医学研究センターであるスクリップス医療・研究財団が私にフルタイムでの研究ポストを提示してきたのである。着任するやいなや、この豊かな研究所に流れる自由の気風に驚かされた。私はフランスにおいて、想像できないような数々の出来事の証人だったからである。スクリップス研究所の所長はフランク・ディクソン、アメリカで最も影響力のある科学者の一人で、免疫学のパイオニア、ニクソン大統領の個人的友人でもあった。所長ではあったが、ほかの同僚たちと同様、ディクソンも定期的に彼の研究の最新の結果について講演を行っていた。この会合はすべての人に開放されており、いつも気楽な雰囲気のなかで行われた。講演の終わりに、財団に来たばかりだがすでに天才と評判の、ある若い博士論文準備者が手を挙げた。ディクソンは彼に発言を許した。

「先生、あなたが今お話しになったのはｃ……組織の……」

「あー、君。それを皆にここで示してくれないかね？」。ディクソンはいら立たずにそう答えた。

Ｔシャツに短パン姿の学生は、コカコーラを置いて黒板のところまで出ていった。たった今浜辺から戻ったばかりといういでたちで、髪の毛もまだ濡れたままであった。数分間で彼はディクソンが述べた結果は明らかな誤りを含むことを証明してみせたのだ。

「君の勝ちだね」ディクソンが漏らしたのはこの一言だけだった。

この若者の態度には東海岸の大学生特有の傲慢さが多少みられるものの（彼はハーバード大学出身）、やってみるだけの勇気をもたなくてはならないのも事実である。フランスでは、たとえ礼儀を尽くしても公衆の面前で大先生、たとえばノーベル賞受賞者に異議を唱えた学生の将来は見事に打ち砕かれることになろう。

スクリップス研究所では複数の研究テーマが示され、そのなかの一つが私の関心を引いた。それは当時生物学において主流であった、原理に矛盾するある観察を行い、それをより深く考察するというものであった。このパラダイムを一言でいえば、個々の細胞はそれ独自の機能をもつということである。だから、たとえば、血液の構成要素のなかで、ある白血球はバクテリアを排除するし、別の白血球は抗体をつくる。赤血球は酸素を運び、血小板は凝固を可能にする等々。異なったタイプの細胞は互いに“協力”しないとみなされている。さて一連の実験が行われた結果、白血球と血小板は腎臓に病変を形成するのに協力したと認められる傾向が出たのである。

このテーマについて２年間研究した結果、私はウサギの神経伝達物質——情報を細胞から細胞へ媒介するもの——を分離することに成功した。白血球と血小板の協力を可能にしているのはこの物質なのである。私はこの神経伝達物質にその作用からとった名前を付けた。PAF（血小板活性化因子）、つまり血小板を活性化する因子という意味である[*3]。

私の研究は性質の異なった細胞間の協力可能性を確認しただけでなく、さらに私の分離した神経伝達物質が脂質性であることも判明したのである。科学的に異端であるものをまた発見するとは、ついてなかった。というのは、その当時までは神経伝達物質は蛋白質性でしかありえないとされていたからである。

さらに、この研究は対象となった白血球（好塩基球）の性質を特定することを可能にした。これはアレルギー発症において、ある“特別な働きをする”細胞が炎症、特に腎臓と関節における病変をつくり出すことに貢献していることを示唆していた[*4]。

1972年、私はこの発見をこの分野では最も権威ある雑誌の一つ、『Journal of Experimental Medicine（実験医学ジャーナル）』に発表した。

1973年フランスに戻って数か月後、私はインセルム（国立衛生医学研究所、以下インセルム）の中レベルの研究所に復帰した。私は免疫学専門チームでジャン・アンビュルジェ教授の指揮するユニテ25研究所に配属された。私の経験と発表された論文のレベルからいえば、私は間違いなく教授の地位を得て、月3,500フランではなく5,000フランの給料を支給されるはずであった。この冷遇ぶりはいったい何ゆえか？ これについては思い当たることがある。ラ・ホヤ（アメリカ）にいたころ、私はフランス医学研究界で高名な、かつ権力の中枢の一つとしても有名なパリのサン・ルイ病院のインセルムセンター所属の医学教授に会ったことがある。私の研究について彼に数時間説明した後、彼が自分の同僚について口汚くののしるのを聞かされたのである。数週間後、彼は非常に尊大な態度でサン・ルイにおけるポストを私に提示してきた。彼自身の言葉によると、サン・ルイでは「作業台を１つ」使えるが「技術的な援助」（つまり実験を行うために普通に必要な技術者のこと）はない、ということであった。アメリカの気風に浴してきた私は自然に素直にこの申し出を断った。これが致命的な間違いであった。このような寛大な申し出にひれ伏し、受け入れる代わりに、私は知的エリートを冒涜する罪を犯してしまったのである。

しばらくしてからインセルム入所試験を受ける際、例の教授が志願者の書類を審査する委員会のメンバーであることに気づいた。私がインセルムで教授になることができなかったのはこれが原因の一つであろう。このとき以来、サン・ルイ病院のインセルムセンターの一員としてよく思われていないと感じてきた。ジャン・アンビュルジェ教授の研究施設に配属されたことは何の解決にもならなかった。アンビュルジェ教授は当時サン・ルイのインセルムグループの長であったジャン・ベルナールの最大のライバルであったのである。

1974 年、神経伝達物質 PAF - acether に関する私の論文の一つが英科学週刊誌『ネイチャー』に掲載された。そのなかで私はラ・ホヤで私が分離に成功したウサギの神経伝達物質は人間の体内にも同様に存在すると述べた。1977 年、再びネイチャーから論文掲載の依頼を受け、私はそのなかでこの神経伝達物質の構造を明らかにした。

この実験と論文発表はインセルムにおける私の地位を押し上げ、私は“遅れ”を取り戻した。私はユニテ 25 研究所のなかで、「アレルギーと炎症における免疫病理学」（病理学――病気の研究）と名づけた非公式のグループをつくった。歴史的に炎症はフランスの研究者の関心の対象となることはほとんどなかった（炎症の要素の全くない病気は存在しないにもかかわらず）。炎症は“十分特定されていない”ものだと言う人や、実際炎症はあまりに医学的で具体的すぎるテーマだと言う人もいる。ネッケル病院で私が配属された施設の責任者の“示唆に富む”発言――「自分のグループに『アレルギー』なんて名前を付けるなよ。威厳がないじゃないか。それは病気の名前だろう。せめて『超過敏性』とかそんな名前にしろよ」

私は今理解しはじめている。当時フランスでは人を病気にするものを研究することは無価値だった。インセルムの中においてさえ。かかる現象は、あることに気づけばすぐに納得できる。1978 年インセルムの各研究所の研究テーマとフランスにおける罹患率、死亡率の統計との間に全く逆の関係があったのである。どういうことかというと、たとえば 10 以上の研究所が腎臓移植に関する研究をしているが、これはフランスにおいては“たった”数千人にしかかかわらない問題である。他方、アレルギーは基礎研究の対象にはほとんどなっていないが大多数の人の問題である。また都市化の加速が、特に貧困層において特定の病気を増加させ続けている。喘息による死亡率は、この 15 年間に 2 倍以上になった。経済的なコスト（治療費、ずる休み）は甚大である。現在のところ、喘息によく効く薬はほとんど全部外国製である。そしてインセルムには、私が 1980 年につくり出し 1993 年まで存続したユニテ 200 研究所の閉鎖以降アレルギーを主に研究対象とする施設はもはや一つもない。

インセルムに勤めて以来、私はアメリカのラ・ホヤで学んだ手法を採用してきた。同僚が私の知っている専門分野である結果を出したときは、必ず私はそれに対し批評、私なりの建設的意見等を率直に述べてきた。が、悪く取られたようである。これは意地悪ではなく、こと研究に関するかぎりルールであるべきである。その結果――科学研究界において私の敵と私を“うんざりさせるやつ”とか“虚勢家”と呼ぶやからが年々増えた。その傾向を助長していたのは私自身であることは事実である。たとえば、1974年日刊『ル・モンド』紙の「自由論壇」に、公立の病院で行われている私的診療の横行について言語道断と非難する論文を投稿し掲載されたのである。かかる私的診療は、右派が現実に支持し、左派もそれを容認しているという代物で、廃れるどころかひどくなる一方であった。

他方、1975～80年の間、社会党が政権についた暁には、私が社会党の研究委員会の生物学部門の指導者（幹部）として、権威あるインセルムの所長か研究省担当大臣になるのではないかと思われていたので、私の行動を心配してくれる人も出てきた。私自身はそんなことにはならないと思っていたが。

こうして1978年のある日　ネッケル病院の大教授でインセルムの大御所、ジャン・アンビュルジェ教授は私を研究室に呼び出した。「ベンベニスト、君はどこのポストを望んでいるのかね？」。これに対し私は「先生、私はすでにインセルムで×××をしています」と答えた。

地方の教授ポストを提示したのは、実際のところ、おそらく私を厄介払いするためだったろう。それを受ければ、かなりの待遇と給料が約束された。当時の給料の2倍はあったと思う。私はその申し出を断った。

非常に逆説的ながら、アンビュルジェとはそれ以後、良好な個人的関係を得ることとなった。われわれはいつも自由な雰囲気のなかで議論したが、私は彼の取り巻きがしているような引き立てを一切要求しなかった。彼との間の友情は当時のインセルムの凡庸なやからの目の上にできたたんこぶのようなもので、結局、数か月後に私はクラマールにある免疫研究所の立ち上げに向けて出発することになった。1980年、私はクラマールの地にアレルギーと炎症における免疫システムを専門に研究する、私自身の研究母体となるユニテ200研究所を創設した。再び私は軽蔑に満ちた言葉を浴びせられることとなった。最も典型的な侮蔑の言葉は、パスツール研究所（免疫学におけるフランスのメッカ）のある研究者から発せられた。それまでに何も取り立てて発見したことのない人物の口から。

「君の問題は、ベンベニスト、君が医学的研究をしているということだよ。われわれはここではファンダメンタアアアアアアール(基礎的)[*5] な研究をしているのだよ」

しかしながら神経伝達物質PAF - acetherとアレルギーを引き起こす物質の一つであるヒスタミン[*6] に関する私の研究は1979年に完成し、『Compte rendus de l'Academie des sciences de Paris（CRAS）（パリ科学アカデミー報告）』（以下『パリ科学アカデミー報告』）のなかにPAFの構造を明確にした論文を発表することになった。『パリ科学アカデミー報告』の歴史を通しても、この論文は国際的な科学雑誌にもっとも頻繁に引用されたものの一つとなった。"医学的"で品がないといわれた研究にしては悪くない出来ではないだろうか。

1972年にフランスに戻ってからユニテ200を創設するまでの間、フランス科学研究界の慣例と慣行に嫌というほどぶつかってきた。ここではある学派またはあるグループに属することが半ば強制される。従属と追放のシステムが完備しているのである。さて、この環境のなかで私はいかなる教授にも知的エリートにも追従したことのない自由な電子のように思われていた。それができたのは、一つは私の研究が認められたことで（すなわちハイレベルな科学雑誌に論文が掲載されたということであり）、さらには社会党に属していたことと、インセルム内で出世するだろうとささやかれていた噂に基づく力（繰り返していうが、これは間違いである）による。

私が言及した科学的グループとは理論的なものばかりではない。研究資材の調達方法や研究者の配属、研究者のキャリアにつながるポスト配分の決定に重大な影響を与える権力の中間項として政治的影響力を発揮するおよそいかなる領域においても、権力を握っている連中はそれを維持しようとする傾向がある。このため彼らは新しく台頭してくる力のみでなく、システムのなかの異端者から発せられるあらゆる発見を制圧しようとするのである。薬品産業に身をおく友人の研究者がかかる現象を“カービン銃[※1]政策”と命名している。

「つまり皆テーブルの下にうずくまるってことだ。そのなかの一人が独自の見解または新しい見解を表明しようと立ち上がろうとするや否や、ほかの連中がそいつを引っ張ってまたテーブルの下にもぐりこませるのさ」友人は説明した。

こうした慣行と薬学界におけるフランスの惨憺たる現状の間に何らかの関係があるのではないか。ある競争が発現するのを抑圧しようとすることは経済的、政治的には合法とみなされうる。が、研究の世界においてそれをすれば、システム自体の存在理由を失ってしまうのである。

フランス科学界は理論的、政治的、行政的な区分に分けられ、そのなかで組織されている。この区分と自らの気分に従って各権力者は研究者や研究グループを以下のように分類する。よい / 悪い、有名 / 無名、オーソドックス / 異端、有望 / ある原因のため全く望みがない、栄誉または補助金を受けるべき / 自分で面倒みるべき、など。

最初の区分は、「基礎研究」対「応用研究」である。フランス医科学界と生物学界には、応用研究全般に対する既存体制側の敵意が存在する。戦前は逆にフランス医学とその主流派は臨床分野で大いに繁栄した。一方、研究のための施設はほとんどなかった。その後、知的エリートたちは権力を握るためには研究をしなければならないことに気づいたのである。こうして戦後、ジャン・アンビュルジェとジャン・ベルナールという2つの大きな流派がフランス医学界に現れることになった。

しかし 50 〜 60 年代からは応用研究は一種軽蔑の対象となる。基礎研究より下だからとか、品がないとか、医学的だとか。基礎研究は威信と信用の面で優勢になった。たとえば30年来、生物学は“分子のように微細”でなければならないとされている。“分子のような”という形容詞の与えるイメージの、「分子生物学」は、一般に生物の分子を観察するだけでなく、もっぱら遺伝子つまりDNAと

RNAを観察するものである。「分子生物学」という命名自体が実際のところ、生物学全体に対し意味論的にいうと武装襲撃のようなものといえる。論理的には「分子遺伝学」と言うべきところである。したがって分子遺伝学の“クラブ”に参加するには、生物学の分野で分子を研究するだけでは十分ではないのである。とにもかくにも細胞そのものを研究するよりは、細胞核の染色体構造のなかにあるDNA（デオキシリボ核酸）について研究するほうがはるかに権威があるのである。この分子生物学に属する分野のなかで、フランス生物学界において現在のところ最上とされているのが、脳の内的プロセスの研究である。かかる神経生物学が30年以上にわたる研究の末、脳の機能についての疑問に答えられる成果を何一つ挙げられず、脳の病気（精神病、アルツハイマー、血小板増殖症）の治療法にも何ら貢献できていないにもかかわらず、“政治的”に優勢なのである。この分野で何らかの進展がみられたときですら、それが基礎研究の成果であることはまれである。

これに関する驚くべき犠牲者の例が、すでに言及した医学研究におけるリュック・モンタニエ教授である。エイズウイルスの発見者たるモンタニエは、分子ウイルス学（基礎研究、分子生物学）の研究者ではなかった。つまりウイルスの遺伝子を突き止めた人物は、むしろ分類学者だったのである。彼は電子顕微鏡のような“時代遅れの”やり方で研究を進め（応用医学研究）、ウイルスの分類に取り組んでいたのである。さらに彼は主流派、つまりパスツール研究所で生きていくために必要不可欠な３人のノーベル賞受賞者、ルウォフ、モノ、ジャコブのグループに属していなかった。モンタニエがエイズウイルスを発見し、パスツール研究所の上層部に報告したとき、最初は追い払われたのである。直接の証人によると、モンタニエとその研究結果は、私が水の記憶について報告したときと同じ「ありえないね」の一言で拒否されたのである。

パスツールの知的エリートのなかには、洞察力がないために、あるいはオープンな精神がないために、エイズに関する研究全般や特にフランスの研究チームにとって数年の遅れを余儀なくさせた者がいるのである。結果―― 1997年エイズ治療として認可された1ダースばかりの薬のなかにフランス製品は一つもない。

その他の区分――品格あるテーマとそうでないもの。前者に入るものとしては前述したように神経生物学、すなわち脳と“中枢”神経系の機能および機能不全の研究である。ここでは「中枢」の意味を明らかにしておかなければならない。なぜなら脊髄は中枢であるにもかかわらず、脊髄疾患の研究は高く評価されているとはいいがたいからである。つまり脊髄の病気などは周辺事項であり医学領域のものであるから知的興味をそそらないということである。生理不順や鼻炎などの研究と同じにしか考えられていない。

3番目の区分基準は、パリと地方である。同じ能力をもっていても地方でずっと活動している研究者がパリにいる同僚と同じキャリアを積み、同じ恩恵に浴し、同じ権力を享受できることは非常にまれである。この200年間にフランスでなされた科学的発見の調査によると以下のような定理が導かれる。

ある発見が認められるチャンスは研究者とパリのパンテオン（偉人などを合祀する霊廟）との間の距離の2乗に反比例する、というものである。実際、最も評価の高い場所はパリの5区と6区の中にある。第一に、ウルム通りにあるパリ高等師範学校。そこの生物学研究室はそれほど実績を挙げているわけではないが威信を誇示している。エコール通りでは、コレージュ・ド・フランス（パリにある公開講座制の高等教育機関）の教授たちは確かに聴講生に対する講義しかしていないが、研究室と研究に必要な手段・物資は自由に使え、彼らの生徒も自由に使えるのである。少し西に行くとコンティ河岸通り。科学アカデミーは大先生の引き立てのある“小”先生をやたらに新会員として認めることによって、国立アカデミーのなかでの序列を転げ落ちている。20世紀初頭にはロンドンの英国学士院（ロイヤルソサエティ）と双璧をなしていたというのに。

セーヌ右岸にあるサン・ルイ病院は、ジャン・ベルナールとジャン・

ドーセ（1980年のノーベル医学賞受賞者）によってもたらされた成功によって威信を保っている。病院そのものだけでなく、まとまりのよい組織網をもつ研究者養成所も権力の中心である。水の記憶に関する一連の事件が起こる数か月前、妻がサン・ルイで働いているという研究者が、この機関の強力な影響力について私に語った。

「サン・ルイを敵にまわしてどうやって君が生き残っていけるかわからないよ」

「え？ 僕がサン・ルイを“敵”にまわしているって？ サン・ルイの気に入らないようなことを僕ができるわけないだろう」

サン・ルイのロビー（圧力団体）としての力を垣間見せるエピソードを一つ。1997年のインセルムの科学委員会会長はCNRSの生命科学部門（生物学）の部長と同様、このグループの出身者がなった。インセルムとCNRSは、研究施設と研究チームの創設を可能にする金とポストをばらまく巨大な2つの組織である。

このほかにも別の権力中枢がある——大学病院の医師のグループである。臨床医である彼らは大学の課程を修了した後、医学教授資格試験を受ける。これに合格すると教授の資格を授けられ、病院での診療と教育の2つの分野において権力を行使できるようになる。そして非常に多くの場合、“第3番目の”パートタイムとして彼らは私的診療も行う。こうなると大学病院の医者の毎月の給料は、およそ150,000フラン（23,000ユーロ）以上となる。これに比べてインセルムのフルタイムの研究部門の部長の月給は、定年間際になっても30,000フラン（4,500ユーロ）にすぎない。ここで重要なのは、肩書き上の名誉をほしがる大学病院医にとっては、パリ地区の病院に配属になったほうがいいということである。

ドクトル・ルー通りにあるパスツール研究所は生物学研究における巨人である。60年代には精彩を欠いたが、ルウォフ、モノ、ジャコブの3人によるノーベル医学賞受賞で救われた。3人というのはパスツールにおける権力を掌握するのに都合がよかった（3頭政治）。私的機関であるパスツール研究所は寄付と遺産でまかなわれているが、さらにインセルムとCNRSの補助金と製薬会社の研究所と交わした契約による助成金をも受け取っている。1965年にノーベル賞をとったグループに近いある若手研究者が頭角を現した。ジャン・ピエール・シャンジュー、神経生物学におけるスペシャリストである。彼がパスツールに属していることと、彼の専門が幸いしてというか当然の結果として、コレージュ・ド・フランスと科学アカデミーに選出された。さらにインセルムの科学会議で議長を務め、ジャン・ベルナールの後を継いで1992年、国立倫理諮問委員会の会長に選出されるに至ったのである。この兼任は風刺的である。留め金が閉められたのである。もう一つの例。同じくルウォフ - モノ - ジャコブグループとパスツールの出身であるフランソワ・グロは、左派が政権についた暁にはマティニヨン（首相官邸のこと）における生物学に関する顧問となり、ついで科学アカデミーの終身事務総長となるだろう。

巨大な椅子取りゲームのなかで、50人もがさまざまな権力機関の有力ポストを独占している。彼らはまた医学研究基金（寄付を集めてさらにそれを配分する私的機関）や別の委員会、諮問機関、慈善協会等の上層部を占めているのである（「魚心あれば水心」というやつである）。

1981年、私はフランスにおける科学研究界の数十に及ぶヒエラルキーに参加していなかったし、またその必要も感じなかった。逆に私は社会党の科学政策に影響を与えるべく社会党とのかかわりを利用することを考えていた。そうすることによる個人的利益は全くなかったが――なぜなら私の研究施設は存在し、うまく機能していたから――研究活動を麻痺させていると私が感じるものに対し、私のやり方で闘いたかったのである。が、じきに私は社会党における私の政治的地位が思っていたより強固なものでないことに気づいた。まず、私が党内の権力抗争に参加していなかったこと。次に、私はジャン・ピエール・シュベヌマンに非常に近くはあったが、高く評価されているとはいいがたい、仲介的、実際的な立場を貫いたこと。したがってロカール派は私をシュベヌマン派と思い、シュベヌマン派は私をロカール派と思っていた、と風刺できるほどだった。私には、そんなことはどうでもよかった。政界でのキャリアを積もうとは微塵も思っていなかったからである。1981年秋、科学技術大臣ジャン・ピエール・シュベヌマンは何度もためらった末、私に協力を要請し、私は生物学に関する、より正確にいえば薬に関する大臣付き“渉外顧問”となった。仕事は週につき何回か午後出勤することで、報酬はほとんどどないか全くなかった（対照的に技術顧問はフルタイムで報酬があった）。

大臣の“薬顧問”を務めていた2年間、私はフランスの製薬会社に対し、薬品産業における、特に炎症とアレルギーの薬に関する遅れを挽回するよう説得に努めた。そして株主にとっては確かに儲けになる、化粧品会社と香水会社の買収をするより本業に精を出すよう勧めた。つまり薬の研究である。当時、大臣室の部長から至急で呼び出しを受けたときは、必ずといってよいほど部長が薬局（ファーマシー）とドラッグストア（アメリカ式の食料品等も売っている店）を混同したために起きた問題のせいだった。そのツケの結果が現在に至っている。

他方、研究と産業の間の協力を促進するという目的で、当時頻繁に使われていた“流動性”政策に対し、私は反対であった。確かにこの2つの間に思考とアイデアを行き来させる必要性を私は感じていたが、シュベヌマンとほかの部長たちが採ろうとしていた政策は人間も同じく行き来させるというものであった。ところで、研究者とサラリーマンを公的機関と私企業の間で行き来させるシステムはあまりに厄介なことが多く、そのわりに実りも少ないと私は思っている。人の行き来が少ないがアイデアは交換する日本の例を見るにつけ私は自分の考えを強固にしている。当時は15年に及ぶポンピドー的、ジスカール・デスタン的思考から抜け出してきたところであった。「豊かになろう！」というスローガンは研究分野には適用されず、行政機関の巨大化によって研究機関は瀕死の状態であり、さらに血を流すこととなったのである。

私はまたジャン・ピエール・シュベヌマンや彼の顧問たちと、1982年に行われる予定の科学研究総会の時期をめぐって対立していた。このイベントは各分野の改革を進めるために、その分野の研究者の意見を聞くことが目的であった。このために数か月間、研究活動の中止または遅れを余儀なくされ、誰も読まないレポートの山の編集に追われるのだった。こんなことをしているとフランス科学研究は前進するどころか後戻りしてしまう。かといって、大臣室管轄の組織すべての人員の公務員化というやり方を採れば大きなリスクを伴う。これは共産党系の組合が採択している方針である。研究者が公務員ではなかった前の体制でも、研究者は十分かつ安定した雇用の機会を与えられていた。が、公務員化という方法を採用し、これらの組織のなかから“企業文化”を排除すると、多くの研究者がそれ以後は終身雇用となるため、わずかの間に働くのをやめてしまうだろう。こういう現象を私は私の研究室で目のあたりにすることになるだろう。このやり方を採るにはリスクが大きすぎる。改革の目的である“流動性”の達成はあまりにも低いレベルで終わってしまうだろう。公務員規程に束縛されるため研究者は企業創設も禁じられる。

海外の科学研究関係者も間接的に被害をこうむるだろう。イギリスとアメリカは、「公務員研究者」と聞いただけで失笑するだろう。研究成果も配分するのかと。

私はついに1984年に催される予定のインセルム20周年記念行事の件で大臣に反対を表明した。研究者たちをアメリカからファーストクラスでパリに呼ぶ。そしてフランス科学研究所の記念行事をアメリカ人が司会する。しかも左派政権の下で。実際のところインセルムの派閥長たちは、この式典で将来ノーベル賞を争ううえでフランスを圧倒するほどの錚々たるアメリカ人研究者たちを目のあたりにすることになるのである。下手の考えというしかない。

顧問の仕事を引き受けつつ、私は当時（今も）フランス科学研究活動に対する無策について感じていたことを主張するつもりであった。私の診断は非常にシンプルな比較によって生まれた。1938 年フランス軍隊は、その編成様式を当時世界で最強であったドイツ軍のそれに合わせるべきだった。これに倣えば、生物学および医学分野で 60 年来めぼしい成果を挙げられなかったフランスは、研究機構をアメリカおよびイギリスのそれから学ぶべきなのである。小さな規模の、柔軟な、地方分権的かつ地方色を排した、そして政治・科学的ロビー（圧力団体）からは独立した自治を保てる組織。中央集権的構造は、行政ポストをばらまくため予算を食う、無駄な、ばかでかい“機械”でしかない。研究分野におけるこれらのマジノ線(20 世紀初頭、政治家マジノが独仏国境沿いに防衛のためマジノ線を引いたことから）は打ち砕かれるべきなのである。これを成し遂げる政治的勇気を持ち合わせている人物は果たしているだろうか。

顧問としての最初の年以来私は、私の言うことはわかってもらえないということが、そして研究分野におけるさまざまな制度を打ち破ることも、多少なりとも封建的な風習からフランス科学研究を脱却させることもできないだろうということがわかってきた。私は社会党のなかで手ごわすぎる相手と闘ったため非常に孤立してしまった。さらには科学顧問を選ぶ際に、大統領と大臣たちはおおっぴらに社会党を無視し、科学界のヒエラルキーに沿った硬直的なバランスに則ったのである。こうして学者の世界（専門分野別に再編された研究者の集団――免疫学会など）の改革が問題となるときは、必ず知的エリート中のエリート、ジャン・ベルナールに任せられるのである。これの意味するところは、何も変わらなかったし、これからも変わらないだろうということである。

このような状況のなかで私が採用される可能性があるとしたら、それは結局のところインセルムの科学顧問――組織のなかの最上層部――に指名されることだと結論づけた。このメンバーのなかの数人は、私を含め自分の名前を書いたリストのなかから大臣によって指名されるのである。残りのメンバーは研究者によって互選される。

インセルムを彩る権力争いへの参加を常に拒否してきた私が選挙によって選ばれることは不可能だろう。私に投票する人物は誰もいない。

科学顧問に指名されてから私は政府の顧問を辞任し、その後4年間、私の存在をなかなか認めようとしない大御所たちが集まるインセルムの上層部に参加できる楽しみを味わった。その後、科学界に身をおく個人がどの程度まで指名行為に参加できるか理解するに至った。私が何も要求していないのに、顧問会議は私をCSCRT（技術研究に関する最高顧問会議、以下CSCRT）におけるインセルム代表に指名したのである。ところで、私がまだ大臣室付の顧問であったころ、研究および産業分野の世界から40人の代表が集まるCSCRTの構成基準なるものの定義つくりに貢献した。CSCRTは、かつての研究代表委員会に属する学者たちの会議と呼んでいたものを科学技術研究の会議に置き換えることを使命としている。私は前もってこの会議におけるグループを7～9人に制限し、会議自体を活性化するという目的を完璧に果たせるように計画した。しかし私の意見は取り上げられなかった。

インセルムの顧問会議に席をおくことによって私は、大臣室に通っていたころに身に付けた行政機構についての知識をインセルムに持ち込む機会を得た。また責任あるポストに誰を指名するかについての議論に参加し、一歩も譲らず主張を通すこともできるようになった。

私が2人の科学大臣（シュベヌマンと少しの間だけローラン・ファビウス）に顧問としてアドバイスしたこれらの期間には、あまりめぼしい成果はなかった。私自身のインセルム科学顧問への指名とか、研究テーマの“選択の失敗”（はっきりいうと私のテーマに分子生物学が含まれていなかったということである）や、あまりに自立心が強いため周囲から孤立しがちな才能ある研究者を少しばかり支援したことぐらいであろうか。あるとき私は、不運にも好中球（感染に対する闘いのなかで、ほとんど下っ端の役割しかしない白血球の一種）について研究していたビシャ病院所属の研究者を支援するため辞表を提出しようとしたことすらあった。いったん水の記憶に関する論争が巻き起こると、彼は誹謗者たちの側についてしまったのであるが……。

他方、私は左派の何人かの大臣とは良好な個人的関係を育んだ。彼らが私のことを正直で少しまっすぐすぎるやつだと思っていたのは間違いない。彼らはときに私の言うことに耳を傾けたが、私の見解を考慮に入れてくれることは一度もなかった。が、フランスの科学研究の芽を摘む可能性のあるものすべてに対して私が食ってかかるのをジャン・ピエール・シュベヌマンは容認してくれるだろうと思った。私との議論を重ねた結果、彼は改革が失敗すればその規模がどのぐらいになるかや、68年の5月革命時と同じくらいの規模の全国大会において、システムのなかにいる研究者自身に当該システムをどのぐらい改革すべきかを尋ねることがどれほどむなしいか、おそらく理解したのである。学術研究の全般的状態についての彼の考えそのものは悪くなかった。欠けていたのは第三者の意見・助言を受け入れる姿勢“だけ”だったのである。

左派が政権につく前から、私は社会党の科学政策について私の立場を表明せずにはいられなかった。1977年「科学と権力」と銘打った学会が開かれたとき、私は社会党の第一書記フランソワ・ミッテランに対し、党をないがしろにして行動している感のあった彼のグループについて質問するという不意打ちをかけたのである。その後の成り行きをみれば、正しいことを行うことがどれほど間違っていたことかが理解できる。この大会のレポーターとして私は一般市民の目から見たとき、右派のインテリと左派のインテリの間の差はほとんどないという説をあえて展開した。どちらも物と人に対する権力の掌握は同じ原理に基づくからである。かかる悲観的な現状総括をしつつ、私は私の友人たち、特に出世が遅れているため大急ぎでロビー活動をして、バラ色の将来を獲得しようとしている連中の怒りを買ってしまったのである。

原　注

*1：これはジャン・クロード・サロモンである。フランス科学研究機構のなかに私という困った存在を受け入れた責任者として、彼は自分の名が公私にわたって世にさらされることを喜んで許すであろう。

*2：「Politique, politique de sant・et promotion m dicale（政治が絡む、医療政策と医学者の出世）」1969年1月2日付『ル・モンド』紙。

*3：化学的名称はPAF - acetherである。

*4：30年後に至ってもこの発見は免疫学の知識のコーパス（資料体）のなかに完全に組み込まれていないし、実際の治療学においてはなおさらである。病気をつくり出すメカニズムについての研究が分子生物学そのものの利益のために消えてしまったといわざるをえない。これについては後述する。

*5：その後パスツール研究所ではエイズ研究で有名なリュック・モンタニエ博士が、1980～90年代にかけて、これと同種の、傲慢で愚かな敵意に直面することになり、博士は最終的にはニューヨークに行ってしまう。

*6：アレルギー体質の人はアレルギーの解毒剤をよく知っている。それは抗ヒスタミン剤である。

監修者注

※1：自動拳銃やリボルバー拳銃に代わる歩兵用火器。箱型弾倉で拳銃よりも威力があり、アメリカ軍に採用され、第二次世界大戦の後期には600万挺以上が生産された。

第２章

『ネイチャー』に
掲載すべきか、せざるべきか

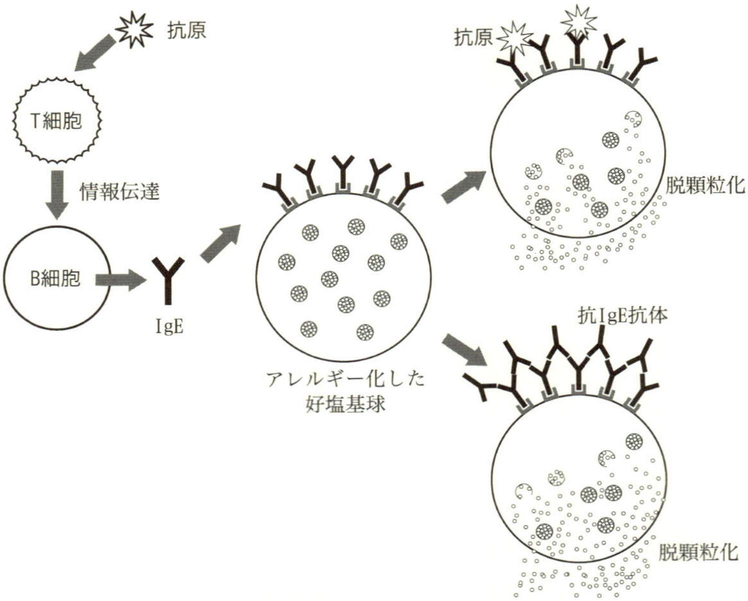

第２章の理解を助けるための監修者解説

抗原（異物：スギ花粉など）が体内に入ると、マクロファージが異物を認識し、異物の情報をＴ細胞（リンパ球の一種）に伝達します。Ｔ細胞が抗原情報を同じＢ細胞（リンパ球の一種）へ伝達し、Ｂ細胞で抗原と反応するIgE（免疫グロブリンＥとよばれる抗体）が生産されます。アレルギー反応は、肥満細胞にIgE抗体が結合し、そしてのそのIgEと抗原が結合して生じる反応のことです（アレルギー化していない細胞であれば、このような反応は生じません）。具体的には肥満細胞からヒスタミンなどの顆粒物質が放出され（これを脱顆粒化という）、身体にさまざまな問題を引き起こします。たとえば、鼻炎、結膜炎、頭痛、全身倦怠感、発赤、かゆみなどです。ベンベニスト博士が使ったものは、肥満細胞と同様に抗原によって脱顆粒化し、顆粒物質を放出する人の血液中の好塩基球です。好塩基球に結合したIgEと抗原とが結合することで脱顆粒化しますが、抗原ではなく、IgEに対する抗体（抗IgE抗体）とIgEが結合することでも脱顆粒化することが知られており、ベンベニスト博士はこの性質を利用して『ネイチャー』に掲載された実験を行いました。すなわち、抗IgE抗体を含む血清を高希釈したものをアレルギー化した好塩基球に与え、どれだけ脱顆粒化するかを実験し、もはや抗IgE抗体を物質的に含まない高希釈液でも脱顆粒化を引き起こすことを証明しました。

80年代の初め私が指揮していたインセルムのユニテ200研究所は20人を超える研究員を擁していた（活動がピークに達していたころは50人にもなっていた）。ユニテ200研究所はアントワーヌ・ベクレール病院近くのクラマールに居を構えていた。私たちの研究の大きな目的の一つは、アレルギーを引き起こす細胞、特に好塩基球（顆粒球）(*1) と呼ばれるタイプの白血球の行動を観察することであった。

好塩基球はある種のアレルゲン（花粉、ほこり、卵白など）に敏感に反応し、試験管を使った実験では抗免疫グロブリンE（抗IgE抗体）のような抗体に反応して、特に顆粒のような異質の物質を放出するのである。したがって、これを「脱顆粒する細胞」と呼んでいる。1970～1975年の間に私が開発した実験を行ったが、これはその後、世界中の基礎研究や医療分析に多く使われている (*2)。実験の内容は以下のようなものである。好塩基球の濃度があらかじめ計測されたヒトの血液のサンプルに対して抗免疫グロブリンE（抗IgE抗体）を作用させる。10～15分後に実験者は、このサンプルにアルコールとブルーと呼ばれているトルイジン $C_9H_4(CH_3)NH_2$ 染料の混合したものを加える。その結果は2つの現象として現れる。一つは、アルコールが好塩基球を殺し、それらの状態を完全にコントロールすることである。トルイジン染料のブルーは好塩基球を染色、より正確にいえば、それらの顆粒を染色する。二つ目は、活性化された好塩基球は顆粒を失っているので染色されないということである。操作の後、実験者は顕微鏡で染色された好塩基球の数を数え（目に見えるので）全体の数からこれを差し引き、染色されていない好塩基球――つまり活性化されたものの数を割り出すのである。この方法は「好塩基球の脱顆粒テスト」と呼ばれている。

活性好塩基球はヒスタミンも放出する。生物学分野で非常に頻繁に使われているフィードバックのメカニズムによって、この物質（ヒスタミン）は抗免疫グロブリンEによって引き起こされた脱顆粒プロセスを抑制する。ヒスタミンを人体の外部から取り入れることで意図的に脱顆粒反応を抑制することができるので、"2つの意味で"この実験はうまくできているのである。

同じころ(1980年)私の研究所は定期的に学生も受け入れており、そのなかにPAF - acetherについての生物学博士論文を書こうとしているベルナール・ポワトヴァンがいた。1981～82年彼は、私に"高希釈"にてこの実験をしたいと申し入れてきた。研究者としての活動を行う傍らホメオパシー医でもあるポワトヴァンは、一般に効果が認められる限界の濃度よりも低い活性成分をごく微量使うことによる効果を試験管での実験で確かめたかったのである。ホメオパシーは私の全く関知しない世界であったが、そのときの自分の反応は今でも覚えている。「君の好きなようにやってみたら。でも何も結果は出ないよ。高希釈にすればそれはただの水だ」と言ったのである。

その時点で私は、分子が存在しないのに分子が存在するかのような生物学的反応が出る可能性など全く信じていなかった。

しかしポワトヴァンは、高希釈でする最初の実験の時点ですでに私を困惑させる結果を出したのである。私の好奇心がうずいた。若い学生のエリザベート・ダヴナや医者でかつ研究者のフランシス・ボーヴェなどほかの研究者も、この驚くべき反応を確認した。彼らが抗免疫グロブリンEを投入した溶液を薄めるにつれて（高希釈にするということ）好塩基球に対する抗体の反応が少なくなり、そしてある一定の希尺度を超えて薄めると（少数第9位の希釈度——0.000000001つまり1,000,000,000倍に薄める）再び反応が復活したのである。この希釈度になると、溶液の中に存在する物質の分子数があまりに少ないため有効成分が入っているとはみなされない。

高希釈とは何であるかを理解するには、ある操作を想像しなければならない。実験者が塩分を除去した、いわゆるイオン消失させた水（脱イオン水）の入った試験管（これをNo. 1とする）に有効成分（たとえば抗免疫グロブリンE）を入れる。最初に10倍に薄めるために、実験者は清潔なピペット（少量の液体を採取するときに用いるガラス管）でNo. 1の試験管に入っている抗免疫グロブリン

E溶液を1/10（たとえば1滴）採取する。残りの液は捨てる。採取したものを脱イオン水9/10（9滴）の入った新しい試験管No. 2に入れる。採取に用いたピペットは捨て、No. 2試験管をヴォルテックス[※1]と呼ばれる器械で15秒（5秒でも10秒でも不可）激しく振盪する。次に少数第2位の希釈度、つまり100倍に薄めるために実験者はこの操作を繰り返す。新しいピペットを使ってNo. 2試験管から1滴取り出し脱イオン水が9/10入っているNo. 3試験管に入れる、等々。操作のたびに実験者は使い捨ての新しいピペットと試験管を使用する。私が強調したいのは次のことである。各希釈段階で使用された試験管には有効成分の分子は全く混入していないということである。後になって、この点を強調することがくだらないことでないことがわかってくる。

私の2人の共同研究者が活性化の再開を認めたのは少数第9位の希釈度（つまり1,000,000,000倍に薄めること）であり、ヒトの血液の好塩基球を反応させたときであった。

驚くべき結果が出るたびにエリザベート・ダヴナとフランシス・ボーヴェはあらゆるミスの混入を排除するため細心の注意を払って実験を繰り返した。といっても、かかる単純化されたプロセスのなかでは予想されるミスは多くはなかったが……。彼らはまた試験管を「符号づけ」することによって盲検法も行った。実験に参加していない人物が一人、10本の試験管にばらばらの番号をふって、その番号を誰にも知らせずにしておく。10本のうち1本の試験管だけが高希釈した成分を含み、残りの9本には脱イオン水、または脱顆粒を引き起こすいかなる成分も含んでいない試薬を入れる。これらの証人となるべき試験管を研究室用語でいうと「コントロール[※2]」という。読者の方々がこのコントロールの果たす重要性をよく理解できるようにいうと、これらは人間に対する薬のテストで使われるプラセボ（偽薬）と同様の役割を果たすのである。盲検法では研究者は10本の試験管の中身が何かを知らないまま結果を記録することになる。その後、試験管の番号が明らかにされるという仕組みなのである。この盲検法は盲検法によらない実験結果を裏づけるものにならなくてはならない。つまり、活性化しているとみなされる試験管は求めている反応を引き起こすはずだし、コントロールの溶液は反応がないままとなるはずである。

研究チームによって実施されたこの裏づけ実験が終わってみると、盲検法は確かに盲検法によらない実験結果を裏づけていた。

この実験結果について最初に解釈するにあたり、私は従来の生物学の規則に基づこうとした。より高い希釈度になると消えてしまうようなより強いアレルゲンが存在するのだろう、とか。そして/または、好塩基球のなかには高い濃度の試薬に反応するものもあるが、敏感な好塩基球はより低い濃度つまり高希釈に反応する。敏感な2番目のタイプが1番目のタイプから"バトンを引き継ぐ"とすれば、われわれが当時"2番目の曲線"と呼んでいた活性化曲線の山型の上昇を説明できる。しかしながら希釈度を高めていくにつれ、"第3番目の"、次いで"第4番目の"曲線が現れてくる。活性化のピークと下降が10^{120}倍に薄めるまで交互に現れた実験もあった。しかしながら、もし統計学的な用語でいうなら10^{15}～10^{18}倍の希釈度を超えると、その溶液は反応を示すだけの十分な抗免疫グロブリンEの分子を含んでいない、またはもはや抗体のいかなる分子も含んでいないといえるのである。

そうこうするうちにベルナール・ポワトヴァンはLHF（フランス・ホメオパシー研究所、以下LHF）の化学部長、ミッシェル・オーバン医師とともに私にレポートを提出してきた。オーバンは、高希釈での物質を含んだホメオパシー薬の効果を好塩基球の脱顆粒プロセスについて研究する実験プログラムをLHFとの契約の下で行ってくれないかと申し入れてきた。

この時期（1984～85年）以降の研究会議や論文で、私は一人またはポワトヴァンと共同で従来の生物学の基本原理からすると不都合な問題が起こる実験結果を報告しはじめた。有効成分の分子が存在しないところで生物学的な反応など出現するはずがないのである。私は、医学雑誌によって企画された円卓会議の参加者に、ハチをつぶして抽出されたApis mellifica（エイピス・メリフィカ：ホメオパシーレメディーの1つ）という物質を高希釈で溶解したときに得られた好塩基球の脱顆粒抑制効果について特に紹介した[※3]。この物質に言及すると、ホメオパシーに敵意をもっている連中や懐疑主義者、そしてばかばかしい悪意をもつ者を失笑させる。が、そのアレルギー的作用は、従来の薬理学で頻繁に用いられていた物質、特にヒスタミンとメリチン（マルタ熱菌の培養濾液）を含むという単純な事実からきているのである。毒性のあるまたは致死性の植物の抽出液と何ら異なるものではないのである。

さまざまな雑誌や学誌がこの実験結果を報道し、これが大論争の口火となった。ホメオパシー界がこの発見について非常に好意的であったのはいうまでもない。なぜなら彼らは、今までホメオパシー薬がほとんど物質を含んでいない高希釈でつくられたものであるにもかかわらず、さまざまな症状に効果があるのはなぜかを説明も証明もできなかったからである。薬学と科学界からは、よくて夢想家、悪くすると大ぼらふきのようにみられた。私がインセルムの出身であり、有名な科学者であり、まるでケーキの上にのったイチゴのようでもあり、ホメオパシーについては門外漢であったがゆえに、いっそう高希釈に関する研究に対するホメオパシー医の関心は高かったのである。私がポワトヴァンを介して契約していたボワロン研究所[*3]はさらに私に協力を申し出た。ボワロンと年間契約をすることで私は研究をいっそう推進することができるようになった。また私の研究室で働いている研究者と技術者に対しボワロン社から報酬が与えられることにもなったのである。この契約は1981年以降インセルムの指揮の下、通常の方法で行われた。ボワロンとLHFとの間に交わされた契約は、私の研究所が薬品産業と交わした数多くの契約と同様、インセルムとの連署であった。

これと反対にホメオパシーに敵意をもっているマルセル・フランシス・カーン（リウマチ医）のような医者は、私が彼らの“敵”と協力しているのを見るたびに残念がった。1985年3月、私はTF1テレビの「反論する権利」という放送に参加した。これは、ホメオパシー、鍼などの民間療法に反論する権利を与える番組であった。私は、ここで高希釈における実験が説明できない結果をもたらしたという事実を述べるにとどめたが、マルセル・フランシス・カーンは、昔のインターン仲間で長年の友人とは思えないほどの辛らつさで私を攻撃してきたのである。このようなことには、もはや驚かなくなった。今、私はこれが科学上の議論ではなく宗教戦争であることを知った。サン・バルテルミーの虐殺[※4]のとき、おのおのの心霊体の名の下に殺し合いをしたのだから……。

この時期の私の心理状態はというと、『ル・モンド』紙に載せた一節に集約されよう。「私はこの結果を全面的に容認する。さまざまな製品の診療的効果について特に結論を出すということではない。ある生物学的な反応が発見・記録されたということである。それ以上でも以下でもない」[*4]

1986年春、私はポワトヴァンやクラマールの研究者たちとの共同で英科学誌『ネイチャー』に論文を投稿し、高希釈での研究結果を発表した。その枝葉を省いた大筋の原理は以下のとおりである。水にヒスタミンを1用量混ぜ、次に試験管の中にその成分の分子が存在しなくなるまで希釈を繰り返す。次に好塩基球の脱顆粒化を目的として抗免疫グロブリンEを物質的に有効な分量（これをポンデラル分量という）投入する。こうすると高希釈のヒスタミンが好塩基球の脱顆粒化を抑制するのが観察できる。さて高希釈液の中にはヒスタミンの分子が理論的には存在しないことを考慮すると、こういう結果にはならないはずである。

『ネイチャー』の編集長ジョン・マドックスの反応はネガティブだった。しかし当該論文執筆者が、すでに同誌で4つも重要な論文を発表している者であることから、即座に掲載を断ることもできずにマドックスは躊躇を繰り返していた。

『ネイチャー』の編集部は何度もレフェリー（意味は「審判」だが、

その素性について論文執筆者は何も知らされていない科学コンサルタント）のコメントを私に送ってきた。私は辛抱強くすべてのコメント・疑問点に対し明確に返答した。私はかかるレフェリーのコメントが難癖ではないかと本気で思いはじめたが、しかしこのゲームを続けた。なぜなら雑誌に論文が掲載されるまでは数か月から、ときには1年もかかることがあたりまえだったからである。私の場合、70年代に『Journal of Clinical Investigation（臨床調査ジャーナル）』に投稿したときは3年間待つことを強いられた。

たとえ影響力大とはいえ、ある科学誌に実験結果を載せることになぜそれほど執念を燃やすのか、科学界の慣行に通じていない読者は不思議に思うかもしれない。私が署名して掲載された論文のテーマや世評を詳細にわたって列挙していることに驚く人もいるだろう。これは虚栄心を満足させるためでは決してない。研究者にとって高水準の科学誌に研究成果を発表することは、たった一つの認知される手段であり、自己の研究における進展をほかの研究者に知らせ、また、ほかの研究チームの成果と比較対照する唯一の方法なのである。この意味でイギリスの大学教員は冗談抜きで一つの格言を生み出している。「掲載されるか、滅びるか」。音楽界でささやかれるメタファーに倣えば、歌手が知名度をあげるには、アルカザールよりはミラノのスカラ座あるいはニューヨークのメトロポリタン劇場に出演しなければならない、ともいえるわけである。

『ネイチャー』誌との議論が進む一方、われわれは高希釈での新しい実験をさらに数十も重ねた。また観察の原理をさらに進展させた。これ以降、実験はヒスタミンの高希釈による脱顆粒化抑制ではなく、抗免疫グロブリンＥの高希釈による白血球の脱顆粒反応の活性化に軸足を移していった。こうすることで実験プロセスの一つ（通常の分量の抗免疫グロブリンＥによる活性化のプロセス）や、このプロセスにおける「コントロール」のさまざま反応やミスの可能性を排除することができる。他方、われわれは人工産物、つまり操作上のアクシデントや方法論的偏りから生まれる結果の原因探知を強化した。抗免疫グロブリンＥの分子の濾過膜よりは粗いが、ある一定の大きさ以上の分子を通さない濾過膜を使用したため、われわれは抗免疫グロブリンＥの高希釈液がもはや成分分子を全く含んでいないことを確認した。また「コントロール」の溶液が好塩基球にもたらす影響に、より注意を払った。「コントロール」は、脱イオン水だけの溶液と、それに抗免疫グロブリンＧ ――抗免疫グロブリンＥの仲間の成分だが好塩基球の脱顆粒を誘発しないもの――を加えた溶液の２種類である。新しい実験は以前に行った結果と同一のものとなった。脱イオン水も高希釈され振盪された抗免疫グロブリンＧ溶液も希釈度にかかわらず好塩基球に影響を及ぼさなかった。

他方ヒスタミン溶液と抗免疫グロブリンＥの高希釈溶液の活動は、超音波に当てることで停止することが確認された。この現象は、物質的に有効な分量（ポンデラル分量）の分子を含んでいる溶液ではみられない。したがって高希釈した場合における成分の活動形態は、通常の分量の場合にあてはまる原理とは異なる原理に基づく傾向があるといえる。別の操作によっては次の特性を確認できる。ポンデラル分量の溶液は活性化されたままであるのに対し、高希釈したヒスタミン溶液は70℃で１時間置いた場合、その活動は停止する(*5)。

脱顆粒の活性化実験（もはや以前の抑制実験ではない）をも含めた論文の新バージョンをジョン・マドックスに届けた私に対し、彼は私の研究室以外の別の研究室で実験結果が再現されないかぎり私の論文は受け付けられないと言ってきた。これは科学界で通用している慣行に対するとんでもない例外であり違反である。ある論文がある科学誌に掲載されるとき、レフェリーによる審査によって正確性が確認できれば、編集長または編集委員会が活字にする価値があるかどうか判断するのに十分なはずである。これは絶対的なルールである。それにもかかわらず私は『ネイチャー』の要求をのんだ。そして掲載される条件を満たすためイタリアとカナダとイスラエルにある３つの研究所にクラマールで行った実験を再現することを頼んだ。研究者たちはすばやく実行に移した。ミラノでは私の昔の生徒が好塩基球の脱顆粒化を日常的に実験していたので、たった数日で高希釈において出現する証拠になる曲線を得ることができた。トロントとテルアビブの研究者はクラマールに来て実験方法の手ほどきを受け、多少困難はあったものの最終的にその曲線を得ることができた。マルセイユのある研究所は私に非常にポジティブな結果を伝えてきた。そこを指揮しているアレルギー学の“大家”は最初の嵐が起こったとき（水の記憶事件）、テーブルの下に隠れてそ知らぬ顔をすることになるのだった。ずっと後になって私は、フランス東部のある研究所は私たちの得た結果よりもよい結果を得ていたことを知った。この研究所の責任者はさまざまなメディアで情報を得ていたにもかかわらず、1989 年 1 月に小さな学会でそれを報告するまで（私の論文が大論争になっていることに対して）無関心を装っていた。全く何のコメントもしてこなかった。

1988 年 4 月レフェリーからの新しいコメントが出た後、『ネイチャー』誌はついに私の論文を掲載することを決定した。

『ネイチャー』がためらっていた間に、私はエリザベート・ダウナ、ベルナール・ポワトヴァンとともに『European Journal of Pharmacology（ヨーロッパ薬理学ジャーナル）』（世界で権威ある 2 つの薬理学誌のうちの一つ）と『British Journal of Clinical Pharmacology（英国臨床薬理学ジャーナル）』に高希釈に関する論文を発表した。1987 年と 1988 年に掲載されたこれらの論文に対しては、異議も唱えられなかったし反論もされなかった。しかし最初の（『ヨーロッパ薬理学ジャーナル』に出したほうの）論文はシリカ（二酸化ケイ素）の高希釈物を経口摂取させていたハツカネズミについて盲検法を行ったことをレポートしたものであったので、試験管実験の枠組みをはるかに超えていた。ハツカネズミを犠牲にしてマクロファージ（大食細胞……粒子状の異物や体内の老廃細胞などを捕食、消化破壊する細胞）の白血球を採取した。シリカの高希釈液を吸収したハツカネズミのマクロファージは、ほかの動物のマクロファージよりも多量の PAF - acether を放出したことをわれわれは確認した。この盲検法は前出の２つの雑誌に通常の学術倫理規程に基づいて扱われた。編集者たちは実験作業における大原則を尊重したのである。つまり結果は結果であり、よいとか悪いとか、あれこれと判断すべきではない。実験結果に対する潜在的な反響を考慮して基準を変更すべきではない、ということである。20 年来、癌やその他の病気との闘いにおいて決定的な成果が“近い将来”あるいは“今すぐにも”報告できるとメディアに対して言い続けている多くの同僚と違って、メディア信奉者ではない私は、雑誌に掲載されて公になった論文を声高に宣伝しようなどとは考えもしなかった。

1988 年５月の終わりにストラスブールでホメオパシーの会議があり、そこで私は抗免疫グロブリンＥの高希釈における好塩基球の脱顆粒についての実験を報告した。「結論からいうと、水は分子を見たことを覚えていたように反応しているのです」と。

私は「水の記憶」という言葉を使っただろうか？ 覚えていない。『ル・モンド』紙のジャン・イヴ・ノウなどジャーナリストたちがその会場にいて、私の発言を各紙面で流したのである。「水の記憶」という表現は彼らのうちの誰かの筆によるものであろう。その当時の論文を見ると、私が慎重のうえにも慎重を期していたことがわかる。ホメオパシーの会議の際、私は自分の観察した結果が理解できないし、それについて説明することもできないとも言った。

数日後、『ル・モンド』紙は高希釈についてではなく PAF - acether についての私の研究を記事にして掲載した。この記事を書いた記者は、パスツール研究所とサン・ルイ病院のインセルムセンターに勤務するフランス人科学者にインタビューしていた。記者が PAF - acether について聞いたところ、彼らは、おしなべて同じ言葉を繰り返したという。「またベンベニストの大間抜けの……」

インタビューした記者フランク・ヌーシは、この「大間抜け」が繰り返し使われたことや国際的な数十の雑誌に引用されたことを指摘した。薬品産業界で最も大きなグループが私の研究に興味をもっていたためであった[*6]。このような出来事から私は、科学界の一部がベンベニストに“耐えて”いくための準備体制にすでに入っていたのだと結論づけた。後で思い返してみると、このとき私は「被害妄想」にかかっていた。

1988年6月半ばストラスブールでのホメオパシー会議における私の講演についての記事を呼んでうずうずしていたジョン・マドックスは、急いで私に連絡をとってきた。

あいにく私はアメリカを旅行中であった。彼は月末に論文を掲載することを申し入れてきたが条件をつけてきた。私の実験のクオリティーを確認するための検証チームを受け入れなければならないというものだった。このチームは7月以降に任命されてクラマールに赴任する。私は再びこの前代未聞の要求に驚かされた。が、目的に近づくとあれば、このチャンスを逃したくなかったのでこの条件を受け入れた。そのため『ネイチャー』のレフェリーたちの最後のコメントに対し急いで回答しなければならなくなった。回答はカナダへと向かう飛行機の中で作成し、到着してすぐにFAXで返送したのだった。

「高希釈された抗血清中の抗免疫グロブリンE（抗IgE抗体）によって誘発されるヒト好塩基球の脱顆粒化」と題された論文は、1988年6月30日付の『ネイチャー』No.333に掲載された。この論文は13人の研究者によって共同署名された。彼らは実験を再現したイタリア、イスラエル、カナダの研究所の責任者や私の研究所で研究に参加しているエリザベート・ダヴナ、フランシス・ボーヴェである。クラマールで私とともに働いている医者でかつホメオパシー医であるベルナール・ポワトヴァン、ボワロン研究所の研究部長フィリップ・ブロン、数年前に私のユニテ200研究所で好塩基球の脱顆粒を研究したジャン・サント・ローディも共同署名者である。私の名は最後に連ねられた。これはこの研究全体を私が指揮したことを意味する。

掲載の数日前『ネイチャー』誌の編集長は、重大な論文発表のときにはいつもするように論文の校正刷りを何度もし直していた。発表後は全責任を私に負わせることになるマスメディア化のプロセスが始まった。この論文はジョン・マドックスの署名入りで「信じられないことを信じるとき」と題されて掲載された。『ネイチャー』の編集長は、私の論文の内容についてこれ以上ないほどの用心深さをもって取り扱った。マドックスの立場を要約すると、「信じていなくても掲載はする。真偽はそのうち判明する」というものであった。彼の社説は次の言葉でしめくくられている。「ここでこのように慎重に扱う真意は以下のためである。予想外の実験結果により、われわれの知的遺産の重要な部分が放棄されることになるかもしれないので、ここは慎重のうえにも慎重を期して実験が正しく行われなかったのではないかと問うてみるべきである」

かかる考察は最も根本的な良識というものを喚起しているといえる。しかし実際にはそのような良識は例外の法則であり、革新的な研究すべてに対する死刑宣告、急進的な科学者すべてに対する死刑宣告である。なぜなら、そのような良識は実験の結果をあるがままに評価するのではなくて、その結果が世間に与える影響によって評価を下しているからである。もし有効成分の分子がないのに生物学的反応が生じうるのなら、この２世紀の間、物理学と生物学において蓄積された知識は時代遅れで不完全あるいは間違っているということである。だからといって何の不都合があるのか。地球が丸いという発見、地球が太陽の周りを回っているのであってその反対ではないことや、一般相対性理論や原子物理学または量子力学の到来は、過去の一部の科学者の流刑を招いたではないか。もし新しい科学的仮説の与える影響までが、その時代の知識の正当性に照らし合わせた物差しで測られなければならないとしたら、経済システムに照らし合わせた物差しで測られることにもなりかねない。また新発見の有効性を、その時代・場所の支配的な宗教の価値と両立しうるのかの物差しで測られることにもなりかねない。この点については、すでにみたとおりである。

われわれの論文の終わりに編集長の「留保」が付せられ、懐疑論を身にまとった編集長が、この実験は“ベンベニスト博士のご協力により”、検証チームが再現可能性を確認することを宣言していた。「操作」がついに始まった。

『ネイチャー』誌が留保をつけたにもかかわらず、私の論文は科学界に衝撃を与えた。世界中の科学誌が、科学や生物学における革新的発見、現代科学の歴史のなかで時代を画する発見として数十の関連論文を掲載した。雑誌、ラジオ、テレビからのインタビューの要請が引きもきらずに続いた。気ちがいじみたリズムだった。この間、私は一定の慎重さを保ちつつ、私の専門ではない分野で研究をしている科学者の協力が必要になるであろうことを訴えた。『ネイチャー』誌に掲載された数か月後、『ル・モンド』紙に掲載された記事 (*7) のなかで、私たちの実験結果が科学界に与えた衝撃とこれまでに抱いた疑念について、私の見解を述べた。

最初の実験結果が出て以来、研究全体を通して、またこの結果を公にするとき、われわれ自身ある種の苦悩、どこかしらに小さな疑念を感じたし、また感じるであろう。そうであったればこそ、実験手続きとしてはまれなほどの厳正さをもって、これらの実験を何度も繰り返してきたのである……。

ここまで厳正さをもって臨んだからこそ、これらの結果について絶対的確信をもつことができるのである。しかしながら、この結果はあまりにも信じがたい、混乱させるものであるため、ときに以下のようにいわざるをえない。「この結果がもし存在するのなら……」と。しかし一研究者としての第一の義務は、ある現象が実験上、再現可能であることを指摘することであり、その意味とメカニズムについて自問するのはその後で十分である。

……理解できないことは認めないという態度で、実験的に検証できるにもかかわらず（われわれはここでこの実験が確かに厳正な操作でもって熟練した研究者によって行われたことを述べている）、奇妙だといって結果を拒否するのは、時代に逆行する非科学的な態度である。デカルト的厳正さを装って自らの小心さ、体制順応主義、科学的不毛性を隠している科学者が残念ながら多くいる。かかる状況はさらに、フランスが生物学で革新的発見をしているトップレベルの国の仲間入りをすることが非常に難しいことを説明するに足る。

試験管の中で分離させた細胞について得られた実験結果によって、有効成分の高希釈液を使用することにより特殊な生物学的効果を得ることができることが議論の余地なく証明された。ごく大雑把にいえば、このことは動物全体についてもあてはまるのである。

この現象の原因について現在のところ明確にわかっていないことから、今後われわれが進むべき道は３つある。

①この現象を別の生物学的システムで確認する。われわれは断片的な結論をいくつか得たがこれは確認される必要がある。しかしながら、われわれの得た結果はこれが一般的な現象であることを明確に示している。

②物理化学的なやり方でこの通常ではない活性反応を研究するためにわれわれの生物学的な実験システムを利用する。

③最終的に国際的かつ学際的に、特に物理学者と科学者たちとの協力体制を築く。彼らはいつの日か、この問題に解答を与えてくれることができるだろう。

1988年6月に論文が掲載される前後の日々、私は『ネイチャー』誌にせかされた「調査委員会」の訪問を受けなければならないかと心配していた。『ネイチャー』のこのような要求は科学界の慣習に全く反するものであることを再びこの場で明確にしたい。もし編集長がこの発見の真実性を確信していないのなら、なぜ「調査委員会」による訪問の前にわれわれの論文を掲載したのか。ジョン・マドックスはずっと後になって、論文掲載を迫る私の上司の圧力に屈したと答えた。私はマドックスの過度の要求にもかかわらず２年の間ずっと私の論文が掲載されるために辛抱強く待ってきたことを否定しない。このような辛抱強さは競争的色彩を帯びざるをえない実験という道に踏み出したすべての研究者がもち合わせており、また、もつべきものである。そもそも論文掲載決定がなされたのはレフェリーからの異議に対し私がことごとく回答した後である。ということは、掲載の準備は完了したということである。国際的に最も影響力の強い（そして最も保守的でもある）科学誌の編集長ともあろう者が、ある論文が科学的根拠を欠いていると考えたにもかかわらず——それが正しくても間違っていても——彼らの掲載要求を拒絶するだけの権威がないとしたら、もう転職するしかないというべきである。

もう一つの仮説——おそらくジョン・マドックスは、ホメオパシーという異端を正当化する偽科学理論を空中で爆破して木っ端微塵にするために、あえてGOサインを出して離陸させたのである。私は、いつもマドックスが科学界の指示を受けて「偽科学」との闘いに人生をかけようと思っているのではないかと思ってきた。ある人は、言語道断のことが発表されたという確信、それに起因する雑誌広告や売上の増加なども無関係ではないと言う。

ジョン・マドックスは調査委員会の構成を伝えてきた。彼自身もその委員会のメンバーになっていた（彼の専門は物理学だが）。後の２人はアメリカ人で、ウォルター・スチュワートとジェームズ・ランディである。私は２人のことを全く知らなかったし、彼らが何者であるかを知ったのは、私の研究所に彼らがやってくる数日前だった。スチュワートは不正行為を見破るスペシャリストであり、ジェームズ・ランディはユリ・ゲラー（私はこれが誰だか知らないが、ユリ・ゲラーと比較されるとは私もずいぶん大物になったということにちがいない。ユリ・ゲラーと私のどちらがこのことを誇りに思うべきかはわからないが）の化けの皮をはいだと主張する手品師である。

私が“スペシャリスト”たちの血統について十分知ったとき、彼らの調査訪問を断りたくなった。理由はいくつかある。まず第一に、マドックスが私の研究チームのなかに手品師がいるにちがいないという不正行為を前提にした仮説に立っていることが明らかであることである。私が袖の中に抗免疫グロブリンＥを隠しておき、それからそれを数滴試験管の中にこっそり流し入れて楽しんでいたとでも言いたいかのように。不正行為を見破るというスチュワートの人格はさらに問題が多い。そもそも彼は好塩基球の脱顆粒についての論文を審査する『ネイチャー』誌のレフェリーであったが、私の論文掲載に何ら反対しなかった。また彼は、免疫学におけるノーベル賞受賞者であるアメリカ人、ボルティモアに対し数か月前に不正があったと非難して、嘆かわしいボルティモア事件というのを引き起こした中心人物である(*8)。私の論文が掲載された同じ号でジョン・マドックスが、デイビッド・ボルティモアに対する喚問においてスチュワートの果たした役割を非難する態度を示したのは運命の皮肉であろうか。マドックスは、スチュワートと別のアメリカ人の科学者と“不正行為狩り”を推進するうえで協力してきたが、彼らは何ら実のある科学的成果をあげておらず、科学知識の自称ガーディアンにすぎないことを強調していた。それなのに、その同じスチュワート、ヒステリックな魔女狩り人スチュワートをもう一人の手品師を伴わせ、私の足を引っ張るためによこすとは。もはや足りないのは軽業師とクマ使いぐらいのものである。

このようなひどいならず者たちを私の研究所に迎え入れるにつき私が反対なのは当然で、どう対処すべきか正直いって追い詰められていた。まず第一に、『ネイチャー』誌が巨大な科学的権威であることである。熱烈なカトリック信者であれば、もしローマ法王がサイフを要求したらためらわずに手渡すであろう。ローマ法王が私の金を盗み、身分証明書を偽物とすり替え、科学因習警察に突き出すなどとは夢にも思わないからである。しかし私はそこまで『ネイチャー』を信じてはいない。彼らを受け入れたらどんなことになるか知れたものではない。さらに、もし私が再検証を拒めば、人は私が何かを隠したがっていると思うだろう。

私は協力者や論文の共同執筆者と相談したうえで、ついに調査委員会を受け入れることを決意した。仲間たちは実験の有効性を微塵も疑っておらず、不正のないところで不正が発見されるわけはない、と確信していた。

原　注

*1：細胞内の顆粒のなかで塩基性（アルカリ性）染料によく反応するもの。これと対照的に酸性の染料によく反応する好酸球や、うまく染色されない好中球がある。

*2：これらのテストはインセルム 特許No.75－20－273として1975年6月に登録された。名称は、『Procede et composition metachromatique pour la numeration des leucocytes et plus particulierement des basophiles（白血球、特に好塩基球の増殖・識別のための変色方法）』

*3：1988年にフランスのホメオパシー研究所を買収したボワロンはフランス国内で最大のホメオパシー薬製造会社になった。

*4：1985年3月6日付『ル・モンド』紙

*5：70℃以上に熱した場合も同じように活動を停止する。しかしポンデラル分量もまた熱に弱いため、この観察は重要性が同じではない。

*6：1997年11月イギリスのある会社が、抗PAF抗炎症剤を市場に出すための許可をEUとアメリカの衛生局に対し申請したことを知った。この新薬に急性膵炎患者の苦痛軽減と救命効果の可能性があるからであった。

*7：「もう一つの概念の世界」、1988年6月30日付『ル・モンド』紙

*8：ボルティモアと彼のチームは1996年名誉を回復し、スチュワートは幸いなことに科学界の舞台から消えたのである。

監修者注

※1：試験管を押しつけることで試験管内部の液体を高速で回転させることができる攪拌機。

※2：標準、対照という意味。基準となるものがないと実験結果が意味をもたな

くなるので、目的とする変化を見極めるために、それ以外の条件を標準化したものをいう。

※3: ヒスタミンが抗免疫グロブリンEによって引き起こされた脱顆粒化を抑制するように、高希釈レメディーのApisによって脱顆粒化が抑制されたということは、高希釈レメディーのApisがヒスタミンと同じような働きをしたことを意味する。Apisが「ホメオパシー版ヒスタミン」と呼ばれるゆえんである。

※4：(聖バーソロミューの虐殺) 1572年8月24日未明のパリに始まり全国に広まったフランスのカトリック教徒によるプロテスタントの大量虐殺事件。摂政カトリーヌ・ド・メディシスとギーズ公アンリI世が画策したとされる。ナバル王アンリ(のちのアンリ4世)とフランス国王シャルル9世の妹マルグリットの婚儀のためパリに集まっていたプロテスタント派(ユグノー)首領コリニーをはじめとするプロテスタント派貴族の多くが殺害された。

第3章
裏づけ調査

1988年7月4日『ネイチャー』の３人の調査チームは、張り詰めた空気のなかでクラマールにおける活動を開始した。われわれは５日間にわたっていくつかの実験をしなければならなかった。

最初の２日間は４つの実験が行われた。一つはうまくいかなかったが、残りの３つは決定的ともいえるほどよい結果が出た。なかでも盲検法（目隠し実験）[*1]は最もよい結果が出たほどだった。私はジョン・マドックスたちが困惑しているのを感じていた。３日目、ジェームズ・ランディの提案した符号づけによる一連の盲検法が行われた。これに関連して起こった事件のエピソードは後に悪いニュアンスをこめて報告され、この調査チームの目的を垣間見せることとなった。ランディは試験管の暗号表をつくり、それからそれをアルミホイルで包み封筒の中に入れた。封筒は粘着テープで天井に固定されるという仕組みである。翌日暗号解読のときになって、ランディは封筒を天井にくっつけるときに使用した軽量ばしごが動かされていることに気づいた。彼は、はしごの位置まで正確に印をつけていたのだった。この謎解きは簡単だった。私の研究チームのヨレン・トマが研究室に入ったとき、このはしごが部屋の真ん中に置きっぱなしになっているのを見て、いつもの場所に戻さなくてはと判断して動かしたのだった。封筒を天井から回収しつつ、ランディはさらに封筒の折り返し部分がはがれていることを指摘した。しかしながら結局のところ暗号表には手がつけられていないことは認めた。これら一連の事件は『ネイチャー』に掲載され、あたかも不正が行われたかのような悪い印象を読者に与えたのである。ランディのきわめて素朴な符号づけによる最初の盲検法が、完璧といっていいほどの結果を出していただけに、この事件はいっそう嘆かわしかった。実験の結果得られる、例の曲線は非常に満足のいくものになり、われわれが以前に得たことのある最良の結果（これについては私はすでに論文のなかでそういう結果を得たことを強調していた）に匹敵するものとなった。『ネイチャー』の論文のなかで、私の話は“手を加えられ”以下のようにねじ曲げられた。「私たちは今まで行った実験を通しても、このようにすばらしい結果を得たことはなかった」と。こんなことは言ったことがない。なぜなら6月に出版された『ネイチャー』に掲載された論文のなかで、すでにかかる曲線を得たことを発表していたし、イタリアのチームによる実験によっても、このような最良の曲線はすでに得ていたからである。

次第に不健全な空気が研究室を覆いはじめた。スチュワートが訳のわからない理由で叫びだすヒステリー発作を起こし、マドックスが落ち着くようなだめなければならない場面が何度もあった。

また盲検法を行っているとき、ジェームズ・ランディが手品の芸当を披露することに熱中し、時計の針を触らずに回してみせたり、仕事中の研究者の背後で大笑いを始めたりしていた。このような目立ちたがり屋を私の研究所に迎え入れたことは実に痛恨のきわみであった。やつらをたたき出したくて私の我慢はもう限界であった。

この張り詰めた空気のせいで、私の研究チームのなかのエリザベート・ダヴナの集中力は大きく損なわれた。彼女は緻密で難しい実験をこなすことのできる優秀な研究者である。一日中、顕微鏡をのぞき込んで好塩基球を数えることができるが、そのため数分たつとひどい頭痛に襲われることは誰もが知っていた。ましてや操作中に興奮した人が彼女の耳元で何かを叫んだりすればなおさらである。エリザベートは優秀な研究者であると同時に非常に繊細な若い女性でもあることから、論争や争いには全く耐えられなかった。私は何度も彼女が目に涙を浮かべているのを見た。いちばん危機的な状況だったときなどは、研究室のガラス越しに私は彼女を励まし慰めるため小さなキスを送った。これに対しアングロ・サクソンの清教徒（ランディ）は声高に私と彼女との関係を問いただしてきた。好塩基球の運命はひそやかな愛の波動の影響を受けて……。

最後の２日間はわれわれに要求される実験操作の量があまりに多くて（われわれが通常こなす量よりも２～３倍多かった）実験終了の見通しが難しくなった。最初の実験——これはポジティブだった——が納得のいくリズムでなされたのに対し、今度はそのリズムを急に上げろという。そのためにリスクも負わなければならない。通常のやり方に反して、実験操作手順などの決め事がジョン・マドックスから前もって知らされたことは一度もなかったことをここに付け加えたい。私はそうすることを要求しなかったことで、一方では罪悪感も感じた。その結果、実験における秩序、リズム、様式はすべて偽エキスパートによって絶えず変えられかねない状況になった。たとえば不正行為を排除するという口実の下、ある一連の実験においてウォルター・スチュワートは希釈の操作を自分が行うことを要求してきた。彼自身はそういうテクニックに全く精通していなかったにもかかわらず。

そして起こるべきことが起きた。最後の一連の実験の結果が、全く使えない代物になってしまったのである。2種類の実験において“基準”となるべきコントロール試験管（高希釈の抗免疫グロブリンEを含んでいないもの）がでたらめの結果を出したのである。もう1種類の実験においては、出た結果のすべてが解読不能であった。

この週のある夜、私は研究省大臣ユベール・キュリアン主催のディナーに招待され、ジョン・マドックスとともに出席した。トップレベルの15人のフランス人科学者やインセルムの所長フィリップ・ラザール、厚生省大臣レオン・シュワルゼンベールらがそこにはいた。

ディナーに赴く道すがら私は、今まで喉から手が出るほど切望していたが叶わなかったフランス科学界からの支援・支持を得られることを期待した。実際、私は大臣や政治科学的権威集団が著名なエキスパートで構成されたチームをつくって、私にどんな立証をすべきかや、結果につきいかなる解釈をし仮説を立てるべきか、または立てざるべきか等についてアドバイスしてくれることを望んでいたのである。が、食事が始まるや、私はいかなる援助も当てにできないことや、この場に呼ばれたのは公衆の面前で糾弾されるためであったことをすばやく悟った。私はコレージュ・ド・フランスの教授（名前は有名らしいが、その傲慢さや地位の高さを正当化するだけの発見をしたようには見えない人物）から「フランス科学界の名誉を傷つけた」と非難されたからである。つまり彼が言いたかったことは、将来ノーベル賞候補となりうるような私の同僚からその可能性を奪った、ということらしい。

これ以降私は、テーブルの下に隠れてびくびくしている、権力に隷属させられた“フランス科学界”から見捨てられ、たった一人でわが道を行かざるをえなくなったのである。水が生物化学的活動を再現することができると私が立証したせいで、30年間さしたる科学的功績も上げることができなかったこの共同体（フランス科学界）が、「名誉を傷つけられた」というのである。まるで19世紀であるかのようにフランス科学エリートは、空気よりも重いエンジンが空を飛んだり、隕石が大気中を移動するという考えが愚かだ（かつおそらくは「不名誉」である）と判断しているのである[*2]。

「裏づけ調査」の報告は1988年7月28日号『ネイチャー』に掲載され、私の最悪のシナリオの予感は的中した。「高希釈は幻想か」のタイトルの下、マドックスとランディ、スチュワートの3人の署名入りの報告は、「水が自らを通過した溶質の記憶を再現できるという仮説はむなしく根拠がないものである」と断じたのである。調査チームが“寄せ集め”のグループでしかないことや、そのメンバーが誰一人として「インセルムのユニテ200研究所が追究してきたテーマ・分野における実験経験」がないことを承知のうえで、彼らはわれわれの実験を痛烈に批判したのである。

マドックスたちは、不満の第一は「実験がいつもうまくいくとはかぎらないということに対する失望」だと考えた。誰か私をつねってみてほしい。夢を見ているのではないか。自ら立候補して検証チームに入ったとはいえ、エキスパートともあろう者が生物学についてこのような愚かなことを声高に言えるものだろうか。生物学においては、複雑なシステムはいつも100％うまくいくとはかぎらない。妊娠においてさえそういえる。高希釈に関しては、100％成功の保証はないが非常にポジティブな結果が出る傾向が強いということを、私は常に公の場で明言してきた。

このような科学的現実についてすら無知であるということは、おそらくマドックス、ランディそしてスチュワートの「研究分野における個人的経験の欠如」からくるにちがいない。問題は彼らの報告の論調である。彼らは7つの実験のうち4つはポジティブまたはそれに近い結果を出したことを認めざるをえなかったが、「ベンベニスト博士によってポジティブとみなされた」という表現を使用しており、報告の続きを読めば、この表現も一体となって、ある一つの目的が透けて見える。つまり、あらゆる手段を使ってわれわれの実験の成果を台なしにしようということである。

この報告のなかで最も言語道断ともいうべき部分は、『ネイチャー』の読者が実験の内容を知ることさえできないということである。裏づけ調査を詳細に伝える報告が完成したとき、つまり出版の数日前ジョン・マドックスは、最新号の『ネイチャー』に掲載される調査報告について私が意見を述べられるようにそれを届けてくれた。私はマドックス商会の原稿が以下の文章で締めくくられているのを知った。「ベンベニストの実験の大部分はよい結果を出したが、われわれはそれらが人為的または統計的なミスであると信じている。しかし、これはすべての実験データに関していえることではない（4番目に行った一連の実験のように）」。

4番目に行った一連の実験は私が何度も強調したように盲検法で行われ、1988年6月に出た論文のなかで言及した曲線に似た、すばらしい結果を出したものであった。再検証に対する反論のなかで、私はこの文章が含んでいる二重の矛盾を突いた。

①もし数種の実験のなかで1つだけがうまくいき、それが人為的または統計的ミスでないならば、要するに、それはかかる現象が存在するという証拠そのものではないか。

②この文章は、この報告書の残りが立証しようとしていることと矛盾している。

『ネイチャー』はすばやく反応した。このフレーズは活字になった報告から全く削除されてしまったのである。したがって“エキスパート”による報告の印刷されたバージョンにはもはや存在しないこの重要なフレーズがあったことが、私の反論を読めば推測できたのである。

結局のところ、『ネイチャー』の調査報告は、真実に反する虚偽の申し立てと推量の寄せ集めにすぎない。こう断言する理由はほかにもある。調査報告の執筆者たちは、実験（そして使用された血液の出所）の結果から活動のピークの位置、すなわちジグザグ曲線の最も高い点は必ずしも同じではないことを指摘している。しかし、ある患者の血液がほかの患者の血液と全く同じように反応するわけではないことや、たとえ同じ患者の血液であっても採取が行われたときによって異なった反応を見せるということぐらい、生物学を専攻する学生であれば誰でも知っている。なぜなら皆が同じアレルゲンに反応するわけではないからである。しかし、わかりきったことを証明することに満足しないジョン・マドックスとそのチームは、われわれが6月に『ネイチャー』に掲載した論文のなかで断言した結論とは全く逆の結論をわれわれに突きつけたのである。われわれは、「抗免疫グロブリンEによって引き起こされた脱顆粒化の波の反復は再現可能だが、新たに抗免疫グロブリンEを使用して行う実験のたびに、または使用する血液サンプルが変わるごとに、この現象のピークが1～2回の希釈分ずれうる」とすでに明言した。

別の言い方をすれば、抗免疫グロブリンEを希釈するにつれて生じる活性化の沈静と再開を表す曲線の形は、必ずしも同一の血液から採取した好塩基球を使っても同じにはならないということである。これに関して、報告のなかには明らかな矛盾がある。1988年7月に出た彼らの報告のなかで、われわれが活性化のピークを「周期的にかつ位置も全く同じになる」現象として証明したと、彼らは書いている。そして彼らは実験の結果はわれわれの説明と一致しないこと、ユニテ200研究所のデータ（すべての実験の結果が記録されており、私は彼らに自由に閲覧させた）によれば、曲線のピークの位置は実験を行うごとに変化するとなっている、という結論を出したのである。私はこれ以上何と反論すればいいのだ？

いかさまシャーロック・ホームズによるショックはまだある。彼らはわれわれが論文のなかで紹介した実験結果に、好塩基球が脱顆粒しない血液サンプルがあることを考慮に入れていないこと、これによって統計結果をねじ曲げていると非難したのである。ところで、私はヒトの好塩基球の脱顆粒実験の考案者なので、この実験が人口のおよそ50％にしか機能しないということをよく承知している。これはアレルギー体質の人とそうでない人とを分ける基準なのである。『ネイチャー』に掲載されたわれわれの論文はさらに、「好塩基球の脱顆粒化は通常の量を使用したときに起こらなければ、高希釈にしても起こらない」と強調している。抗免疫グロブリンEを通常の量使った際にヒトの血液に対し効果がない場合にでも、その血液をさらに高希釈にして反応をみてみるというほどの暇が私にはないことは明らかであろう。F1レースにおいて参加車の平均時速を出す際に、参加しない一台の車を計算に入れないからといって、いったい誰が主催者をとがめるであろう？

マドックスの気に入らなかったことはもう一つあった。彼は1988年6月に掲載したわれわれの論文の共同署名者のうちの2名の給料と彼らのホテル代が、ボワロン・ホメオパシー研究所との契約によって支出されていることを発見し“落胆”したらしい。エリザベート・ダヴナとフランシス・ボーヴェの給料がボワロン社によってまかなわれているというのはそのとおりである。しかしこの事実は私の側からみれば2つの結論を導くのみである。一つは、ボワロン社の科学部長フィリップ・ブロンの名前が共同署名者のなかに表記されるということで、これについて私は全く何も隠すつもりはない。二つ目は、公的研究機関（インセルムやCNRSなど）と製薬会社や薬事産業との間に交わされる契約は、ごく日常行われているということである。フランスでは前述のように、かかる契約は1981年以降、行政当局によって奨励されている。契約によって支払われる資金は一般的にインセルムの研究チームの活動予算の約半分を占めている。私が指導する研究所も、ホメオパシーではなく西洋医学的治療に使われるアレルギー治療薬を製造する製薬会社との間で契約を交わしていた。当時この契約によって活動経費の90%がカバーされた。だからといって、われわれが実行し発表している研究が汚れているということにはならなかった。

実際、マドックスとその一味の批判は、見つけだそうとしたもの――不正――が見つからなかったため無理矢理こじつけた腹いせ的な性格が強い。彼らが見つけたがっていたたぐいの不正行為は、マドックス、ランディそしてボルティモア事件(*3)においてその資質に問題があることが露呈した例のスチュワートの3人が、多少なりとも力量があるとみなされたかった点に存すると思われる。しかし調査を行う前の計画によれば、この裏づけ調査は失敗だったといわざるをえない。不正行為はなかった……としたら、それなら別のものを探せばいい。そして疑念と監視の張り詰めた空気のなかで行われた数種の実験から、「サンプリングのミス」または「統計的見地」により、『ネイチャー』はわれわれの実験を再現不可能と結論を下したのだ。

クラマールでの5年にわたる実験作業の集積も、カナダやイタリア、イスラエルの研究所の出した結果も考慮せずに。

「掲載されるか滅びるか」この格言は前にみたとおりイギリス人研究者の作である。「掲載されてそして滅びる」この格言は『ネイチャー』によれば、私の研究チームの運命ということになるにちがいない。

原　注

*1：「目隠し」という言葉はこの場合、本当はふさしくない。なぜならチームのなかの一人、すなわち『ネイチャー』から派遣された検証チームのなかの手品師ランディが暗号内容を知っていたからである！ 本来なら第三者による第2の符号づけが行われるべきだった。〔訳注：二重盲検法にはなっていなかったということ〕

*2：あるとき科学アカデミー会員ラボワジエは「石が空から落ちてくるはずはない。空には石がないからだ」と言った。

*3：第2章参照。

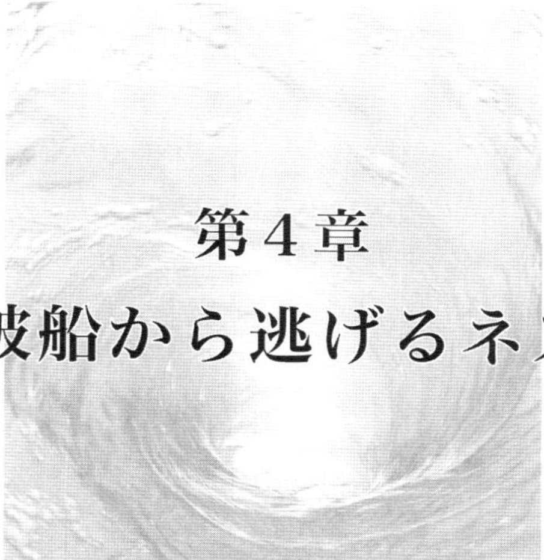

第４章
難破船から逃げるネズミ

『ネイチャー』に調査報告が掲載された後、風は確実にわれわれに不利に流れ、風見鶏たちは離れていった。確かにフランスのメディア、特に大新聞はわれわれに不利な状況、敵意に満ちた偏見、再検証チームのマッカーシー的手法といったものをかなり忠実に報道していた。しかし（ほかの）大部分の新聞、テレビ、ラジオは数週間前に発表された革新的科学的発見について疑問符を投げかけ非難しはじめた。

『ネイチャー』にわれわれの論文が発表されたとき静観していた多くのフランス人科学者は、このとき突然目がさめたようにインセルムや政府当局に対し「フランス科学研究の名を辱めた」かどで、私を無条件に解任することをいっせいに要求しはじめた。

6月に掲載されたわれわれの論文に対し科学的にオープンな心で反応した人々のなかには、自らの意見を「明確にする」ことが有効だと信じる人もいた。1987年のノーベル化学賞受賞者ジャン・マリ・レンは、6月30日付『ル・モンド』紙上で『ネイチャー』に掲載された実験結果は「非常に、非常に困惑させる」ものだと述べたうえで、8月刊行の『Science et Vie（科学と生命）』（以下『科学と生命』）誌のなかで以下のように説明している。「困惑したというのは、危うくなったということではない。あえていうなら、私はショックを受けたということだ」。ここにいるのは意味論研究者としてのキャリアに欠ける者もしくは……政治家であろうか。ジャン・マリ・レンが『ル・モンド』紙で強調したことは「科学の分野では魔女狩りは存在しない」という事実であった。彼はしかし『科学と生命』誌では、この発言を繰り返したり、その意味を説明したりはしなかった。

また人為的ミスの説明に走る者もいた。相互に矛盾のある仮説が数年間そのままたまっていくということがある。たとえば、あるCNRSの生物学者が1988年8月から試験管の汚染という説を広めている。彼によれば、仮にある実験のなかで抗免疫グロブリンEの高希釈液が好塩基球の脱顆粒化を起こしたならば、それは次々に希釈していく段階で表面に分子の「かたまり」がくっついたせいである、というのである。10 の 120 乗分の 1 の希釈度に至るまで溶液の中に分子が存在し続けるには、希釈するたびに試験管を振盪しているにもかかわらず、ピペットが液体の表面に浮遊する分子の「かたまり」の大部分を希釈操作のたびに収集することが必要になる。ここではっきりさせておくが、液体はピペットで抽出されるが、決して溶液の表面レベルからではなく中間レベルからであり、またピペットと試験管は希釈操作のたびに新しいものに取り替えられるのである。よって、「かたまり」による汚染説は全く整合性をもたない。しかしながら、相も変わらず多くの同僚が私にこの説を受け入れるかどうか聞いてくる。どうして私がこの説を受け入れることができよう？ 分子の「かたまり」の存在など、どうやって証明しろというのだ？ この想定される「かたまり」が振盪の後再び形成されるとしたら、どのくらいたってからなのか？ 試験管の中で分子がかたまりになるという理論、そしてそれが特に私が指導する研究所でのみ起こるというのは、生物学と物理学のパラダイムにそれこそ大混乱を引き起こすといえないか？

気まぐれな仮説のオンパレードというのは、似たような出来事には多く見受けられる現象である。イデオロギー的に自分には受け入れられない研究を一撃にしてぶち壊すためである。そして高希釈における分子の活性化現象を裏づけできる別の方法がないかと、数少ない可能性をしらみつぶしに探っている、まさにそのとき法外な証明をさらに要求してくるのである。このような態度は科学の弱体化によってさらに助長され、新発見が異端、邪道であることを期待する心理を生むのである。このとき以来、科学研究界におけるどんな落伍者でも私に対し尊大な、もったいぶった態度でしかつめらしい助言をするようになった。こういうやからに限って英語を好んで使い、“教授”という帽子をかぶった犬の口から出てきた話ならどんなナンセンスでも受け入れてしまうのである。助言を与えるのはいいことだと信じる私の誠実な友人の多くが、このような態度をとるのは実に興味深いことである。なかには受け入れるべきよい助言もあったが、ほとんどはただの時間の無駄遣いであった。科学的に異端であるものを研究する者には、どんな小さな要求にもためらわず服従することを強く勧める。たとえそれがノートルダム寺院の２つの塔の間にロープを張り、その上に１本足でバランスをとりながらいるという実験を繰り返すということであっても。かかる要求をほんの少しでも拒否しようものなら、科学界のしきたりに服従することができないやつだと証明することになるのである。

『ネイチャー』に掲載されたわれわれの論文の共同署名者のなかの、トロントの研究所の責任者は数か月後には音信不通になった。ミラノの研究グループの責任者たちは自らの出した実験結果に自信をもち、私に対する変わらぬ支持を表明してくれた。私の考案した好塩基球の脱顆粒化実験に触発されて独自の実験を開発したジャン・サントローディなどその他の研究者は、次第に私との間に距離をとりはじめた。

最も興味深い態度を示したのは、おそらくマルセイユ大学のアレルギー学者ジャック・シャルパン教授であろう。彼は私が一時行っていたヒスタミンの高希釈液による好塩基球脱顆粒化の抑制実験のいくつかを再現しようとしていた。彼の研究室がおもしろい結果を出したことを 1987 年私にあてた手紙のなかで知らせてきた。1988 年夏に私が記者会見でこの研究チームの存在と研究内容を明らかにした。ところが、この教授は『ネイチャー』の調査報告が出版された後、新聞記者たちにそのことを聞かれた際、私の実験結果を補強するような結果が出たことを認めることを拒否したのである。その理由は、「われわれはまだ決定的な結果も、ポジティブあるいはネガティブな結果も得ていない。しかし、これからも追究していく」というものであった。(*1)

興味深いのは、シャルパンの協力者が次のように語っていることである。「われわれがベンベニストと同じ実験を行ったところ、現在までにベンベニストによる実験結果を裏づける結果を得ている。しかし、この程度のことはあえて発表するまでもないと考えている」(*2)

おかしな不一致である。私に言わせてもらえば、まだ結果を得ていないのと集中砲火を浴びることを恐れてあえて発表しないことの間には大きな違いがある。別のチームと協力して実験を積み重ね、共同でその結果を発表していくことは、黙っているよりいっそう勇気があることだと私は思う。たとえば、「私たちはある現象を確認した。もしこれが本当ならあまりにセンセーショナルすぎて発表できない。また、もし本当でないなら私たちが間違っていたことになる。しかし私たちは自らの仕事をやり通した。これが私たちの使命以外の何物でもないからだ」と、こんなふうには言えないものだろうか。

間違いは研究の原動力である。何をいったい何をそれほど恐れるというのだろう？ 自分たちの目で振り返ったとしても、10 年前の仕事は満足のいかない出来にみえるものである。

もう一つ、メッツにあるヨーロッパ環境保護研究所の植物学者ジャン・マリ・ペルトに指導されている研究グループが 1989 年の初め、学会において高希釈での実験結果（ポジティブなもの）を報告したのである。週刊誌『VSD』と月刊誌『Newlook』！（この雑誌を知らない人のために紹介すると、これは女性のファッション雑誌である）でこの情報は取り上げられた。ジャーナリスト、ミッシェル・ド・プラコンタルの質問に対しジャン・マリ・ペルトは、彼のチームのある女性研究員がボワロン研究所との契約の一環としてベンベニストの実験に近いものを行ったと答えていた。私は詳しくは知らないが、技術的一貫性と明晰性をより追求したものではないにしても、私の行った実験に近いものであったらしい。

「実験はうまくいった。しかし発表はしなかった。私はもっと研究を深く掘り下げてからでないと発表しない主義なんだ」。ジャン・マリ・ペルトはこうも語った。「そういうことは私の研究所の方針でもないし、われわれはそういうやり方をとっていない。私はわれわれの実験結果が興味深いものだと信じているが、新しい物理学をぶち上げる前にこういう事実そのものが現実に存在するかを見極めるために、もっと深く検討しなくてはならない。個人的には、私は水の記憶などとは一度も口にしたことがないし、それは私のテーマではない」(*3)

私は問題となっている結果を調べてみた。それは膨大な数で、私の出した結果よりもむしろよいともいえ、発表するに十分なものだった。最高レベルの科学誌ではよく「ここで6回からなる、ある実験を紹介します」という表現を目にすることがある。ジャン・マリ・ペルトにおいてはその数は数十にもおよび、技術的な面からみても、そのほとんどがポジティブであった。彼の研究所は国際的にも有名であり、そこの部長はメディアに対して太いパイプももっていてボワロン社と契約も結んでいる（もっとも私のほうが長期間契約していたが)。ボワロン社の目的は、自らのビジネスであるホメオパシーについて科学的に信憑性を付与することにあるにちがいない。なぜならホメオパシーは手厳しく攻撃されているからである。それ以上のことはわからない。これらの研究が高希釈における活性を裏づければ、ボワロン社はもはや水と砂糖だけを薬として売っているいかさま会社ではなくなるから、そうなっては困る連中がそれを急いで闇に葬ろうとしているのである。

それでも翌年になってジャン・マリ・ペルトは、ピュイ・サン・ヴァンサンにあるサイエンス・フロンティエール協会が企画した集まりで、私の実験結果を留保なしに認めた。ともあれ、あのままよりはよかった。

1988年の秋以降たった数週間の間に、私はフランス科学界の嫌われ者になってしまった。フランス人科学者は誰も私の名とともに自分の名を載せることを承諾しなくなったのである。たとえ高希釈において私の研究チームの出した結果に匹敵するような結果を出していても。またその場合は特に。

ホメオパシーの分野では私は最小限の支援しか受けていなかった。1988年6月、『ネイチャー』に論文が掲載された幸福感に浸っているとき、ボワロン研究所は私に無制限で提供してくれていた資金援助を以後打ち切りとする旨宣告してきた。その1か月後、ボワロン社は、もしインセルムが私を支援しないならボワロンももはや私を支援することはできないという方針を決定した。1988年分の私の研究チームとボワロン社との契約は1989年の前半6か月分だけ更新された。そして6月に突然打ち切られた。ネズミが沈みかけた船から逃げたのである。

私は少なくともインセルムの支援は得られるだろうと当てにしていた。ところが1988年7月27日『ネイチャー』の調査報告が出るやいなやインセルムの幹部は会見を開き、「1988年7月28日付の『ネイチャー』に掲載された報告とそれに付随するコメントは、インセルムが科学研究の自由を最大限尊重する機関であることを実証しているといえる。とりわけベンベニスト博士と『ネイチャー』誌の編集部が、『ネイチャー』の採った調査方法について今日繰り広げている論争に介入することは、インセルム本来の役割ではないと考えている」と述べたのである。

つまりインセルムの首脳陣は、インセルム内の研究所で数年もかかって出された研究結果が、前章で述べたようなひどい条件のなかで物理学ジャーナリストと不正行為ハンターと手品師で構成されたイギリスのチームの手で行われた、たった1回や2回の調査によってネガティブと判定されたからといって、私と『ネイチャー』の間の論争に介入することが「本来の役割でないと考え」たというのか。ボーイング社のチームなら、エアバスに盗まれた技術的損害についてトゥールーズにあるアエロスパシャル社の工場に対し調査に入るであろうに。

確かに以前から私と常に懇意ではなかったインセルムの所長フィリップ・ラザールは調査報告が出たことによるさらなる混乱を鎮め、ユニテ200研究所の研究評価を1989年初頭に予定されている4年ごとの審査(*4)の最終期限まで引きのばしたかったのだろう。しかし『ネイチャー』によるぞんざいな調査による甚大な被害を効果的に食い止めるには、もう一つ別の良質な調査チームが即刻編成されることが必要だった。そのチームはインセルムと私の研究チームそして将来的にはCNRSや科学アカデミーのようなほかのパートナーとの協議を経て編成されるべきだった。外国の研究所のなかで行われているような実験観察法や厳密な確認方法を遵守すれば、今の状況を好転させることができるだろう。しかし私が研究省の大臣室で数週間前に会ったようなフランス科学研究界の知的エリートとの協議の結果、インセルムの上層部は私が希望するような調査委員会を“興奮して”創設することを拒否したのである。国に依存している研究機関のなかに、ご褒美を追い求める集団が突然入り込んできてこうしろとささやいていくのは、よくあることである。

10年後『ル・モンド』紙上で2人のノーベル賞受賞者が、私の研究に関して不正行為があったと繰り返し述べても(*5)、ある高級官僚による背任の告発に対して監督官庁（研究省と厚生省）やインセルムによる調査は何も行われなかった。革新的発見がいかなるものであるかについて、ずいぶん前からわからなくなっているフランス科学研究界は（それを理解する手立て・能力が全くない連中のために）結局のところ、驚愕するような分子の大変身に覆いをかけて見ないようにするという政策をとったのである。

私とインセルムとの関係はといえば、しばらくの間は大過なかった。研究に対する評価プロセスは1989年に開始された。インセルムのいかなる研究チームもこの審査は避けられない。強力なロビー（圧力団体）に参加していれば自動的によい評価が与えられるが、私のユニテ200研究所の場合は例外的な扱いとなった。審査の結論はミッシェル・シフ(*6)の言葉によると、「インセルムによる検閲」というはじめての試みになった。

最初のころインセルムのNo.2である科学委員会は、1989年初頭に集まりユニテ200研究所の研究を調査した。委員会は私が1972年に発見したアレルギーの化学伝達物質PAFに関する研究全体と、80年代全般にわたってユニテ200研究所がPAFについて継続研究してきた実績を好意的に評価した。その代わり予期したとおり、高希釈に関する実験についてはさんざんの評価・疑問符を突きつけられた。委員会の出した評価報告は以下の言葉で締めくくられている。

「……この研究チームは、好塩基球の脱顆粒化のような（PAF以外の）生物学的モデルを扱うところまで来ているとは思われない。……実験結果を将来、生物物理学的に解釈するということは、現在のチームの能力を超えている。さまざまの観点から、この論争に決着がつくには長い時間がかかるのは明白である。よって、この研究テーマはほかに移すことが必要と思われる」

この結論についてコメントをあげてみると、まず第一に、あいまいな思考をあいまいな言葉で表現していると見受けられることである。「決着がつくまでに長時間を要する論争」というのは何か？ 水晶球の占いのことか？ また「ほかに移す」というのはどういう意味か？

われわれには「好塩基球の脱顆粒化のようなほかの生物学的モデルを扱う」能力が今のところないようだという考えが根底にあるのは明らかである。確かに、繊細で複雑な研究を始めたころはそうであった。それにしても、われわれがほかの生物学的モデルにまで研究を広げることなどどうしてできたというのか。私には理解しかねる。われわれの論文と、『ネイチャー』による裏づけ調査後に始まった怒号と罵声を前にしてわれわれは、われわれの出した結果の真実性を証明するために脱顆粒に関する実験を繰り返すことを強いられた。そしてこのために、われわれは別の実験システムを開発する暇などなかったのである（これが現在の状態である）。

「実験結果を将来、生物物理学的に解釈すること」がわれわれの能力を超えているという考えについては、私自身、高希釈による実験結果を公にして以来、繰り返し訴えてきたことにほかならない。私は、学際的チームが私の観察した現象をどう解釈すべきか助言してくれるよう何度も頼んだが、誰も立候補してくれなかった。特にインセルムに至ってはなおさらである。科学研究制度や研究所は私を絞め殺す代わりに、頭脳と資金の両面で私をサポートする義務があるというべきである。私を孤立させるのではなく協力を申し出ることによって。

実際、この報告書から、ちんぷんかんぷんの部分を除いて行間を読み取れば、この“エキスパートたち”は以下の立場を表明していることが理解できる。「われわれは、われわれが理解できず、現在誰も説明できない実験結果を目にしている。われわれの意識で説明できない現象は、要するにそれは存在しないということである。したがってベンベニストは早急にこのテーマに関する研究をやめ、この問題を科学の歴史のなかから完全に消し去ることが肝要である」

インセルムの科学委員会による報告は、実験結果をメディアに公表したり、それに起因する論争をしたりすることは、研究チームのイメージ、さらには「インセルムのイメージ、ひいてはフランス科学研究界のイメージ」を損なう恐れがあると指摘していた。前述したように、こういう文章があるということは、科学界の権力者たちが、かかる大論争によって将来フランス人生物学者がノーベル賞を受賞できなくなるのではないかと恐れていることの証である。同時に彼らは次のようなあらすじを描くだろう。もし次回のノーベル生物学賞受賞者がフランス人でなかったら、これはベンベニストの陰謀であって、わが国の研究がお粗末だからではないと。

委員会が恐れているもう一つの不都合とは、水の記憶に関する研究を取り巻く論争のメディア的広がりによって、この研究チームの科学者が公的機関に職を求めることがおそらくできなくなり、博士論文準備者に至っては企業に就職することがもっと難しくなるのではないかということであった。私の研究所出身の博士論文準備者の就職という問題については、後に述べるように委員会の判断に軍配が上がった。後で思い返してみると、彼らにこのような予知能力があるとは、ただただ感嘆するばかりである。

インセルムの最上層部であり、議決権をもつ科学委員会がユニテ200研究所の将来について態度を決定する前、私はチームを代表して委員会が勧奨する方策に対し抗議の書簡を送った。こうした行動によって、最終判断のための資料を科学顧問に提出する目的での第

２次評価委員会が設置されることになった。全くの例外的措置であった。

この第２次評価は４人の科学顧問によってなされることになった。今までになかった例外的措置として、さらにインセルムはアメリカ人免疫学者ヘンリー・メッツガーともう一人のイギリス人免疫学者という２人のアングロ・サクソン学者の意見を求めた。この２人の免疫学者の選択は私には多少の偏見が入っているように思えた。イギリス人免疫学者は私がPAF - acetherファクターを発見して以来、私に嫉妬しており、公の場においてすらそれをあらわにすることもあるくらいだった。彼は自分の功績として何一つ優れた発見をしておらず、私の発見が彼の神経を逆なでしているらしかった。彼が許容できるフランス人とは、シックなレストランと高級ホテルでの宿泊つきで“会議”を司会してほしいと懇願してくるごますりだけなのである。

「ベンベニスト、君はいい研究者だ。しかしマーケティングには全く才能がないね」と彼はあるときワシントンで私に言った。

「まあ、皆、得意、不得意があるからね。さしづめ僕は科学で、君はマーケティングだ」と私は答えた。われわれの周りにいた連中は笑い出し、彼の顔は嫉妬と怒りで赤くなったり青くなったりした。

メッツガーについていえば、彼の私の研究に対する意見は明らかに私に対する敵意に満ちており、そのことは誰もが知っていた。好塩基球の脱顆粒についてのわれわれの論文が『ネイチャー』に掲載される以前、彼は『ネイチャー』誌のレフェリーとしてわれわれの論文掲載の時期につきネガティブな意見を述べていた。さらに掲載されてから数週間後、彼は脱顆粒の実験を自ら再現してみたと言い、その結果を書簡で『ネイチャー』に送ってきた。この内容はマドックス、スチュワート、ランディの３人による調査報告と同じ号に掲載された。そしてその結果は、私の研究が脱顆粒のサインつまり染色されなかった好塩基球を観察することにあったのに対し、メッツガーの実験はヒスタミンのようなアミン（アンモニアの水素原子を炭化水素基で置換した化合物）タイプの化学伝達物質の放出現象を確認するものであった。この現象は確かに脱顆粒のプロセスの一部ではあったが、『ネイチャー』のなかで詳細に報告した実験のなかでは、われわれが追究してきたテーマではなかった。好塩基球の脱顆粒プロセスのなかでは、ヒスタミンの放出はある一つの段階で出てくるだけの現象であり、高希釈での溶質の活性化現象と比べれば謎の少ない、より明白で完全な現象であったのである。われわれは通常の濃度（希釈度）で現れるあらゆる種類の効果が高希釈においても現出する、などということは一度も言ったことがない。さらに私の実験がヒトの血液から採取した好塩基球（白血球）についてのものであるのに対し、メッツガーのそれはネズミから採取した肥満細胞を使ったものだった。結局のところメッツガーの実験は変質した肥満細胞についてのものであり、健康な細胞についてのものではない。

別の言い方をすれば、メッツガーは私の実験と似たような実験をして私の実験結果の再現可能性を吟味すると主張してはいるが、われわれの実験で使ったような生きた生体から採取したものではない、別のタイプの細胞を使って、われわれが確認したのとは違う現象の研究へと向かっている。厳密に科学的な意味でいえば、彼は違う土俵に立ちながら、われわれの実験が機能していないと結論づけたのである！　これがかの有名な国立衛生研究所（NIH）、フランスのインセルムよりずっと権力のあるアメリカのインセルムのメンバーのすることかと考えると、全く開いた口がふさがらない。しかし、事実がそうなのだから仕方がない。メッツガーの科学的業績についていえば、『ネイチャー』に掲載された彼の実験報告の与える有害な影響力だけは偉大だったというしかない。

とにもかくにもアングロ・サクソンの免疫学者２人にご意見を伺ってからユニテ 200 研究所に関する第２次評価報告が完成した。この報告は、インセルムの科学顧問が 1989 年７月にユニテ 200 研究所の存続について表明した意見がベースになっており、「科学的展望と研究計画の練りの甘さ、そしてこのチームの研究結果に対し科学的に深刻な異議が唱えられたことに対する反論も不十分だったことなどからも指導者の解任を遅らせること」を勧告していた。ユニテ200研究所の創設と機能における私の責任については死刑宣告に等しかった。

1989年7月、私はインセルムの所長フィリップ・ラザールに会った。私はこのとき彼から、ユニテ200研究所を当初設定されたとおりの期限(*7)まで存続させる旨の長い手紙を手渡された。またその手紙には、科学顧問によって出された結論とは異なって、ユニテ200の指導者としての私の任期を1989年の終わりまででいったん終了させる、とも書かれていた。フィリップ・ラザールの言葉を借りると、「ユニテ200の研究に科学的価値があることを前提に、研究者は自らの研究様式や仮説を選択できるが、そのためにはまず共通の権利や倫理、特に職業倫理が尊重されなければならない。それゆえ、われわれはかけがえのない創造性を保証しつつ、イデオロギー的な検閲を断固として拒否した場合に起こる将来的な結果を進んで引き受けなければならない」

この種の警告は一般に非常に悪いことの前兆である。私が今後、粉骨砕身しなければならない高希釈での実験で立証するために必要なことを長々と勧告した後で、フィリップ・ラザールは検閲についての短い前置きにぴったりと一致する形で、「ほんの少しの間、高水準の科学雑誌以外にこのテーマについて話すことを」断念するよう求めてきたのである。

したがって私が口をつぐむことを条件に、私が創設したユニテ200研究所の指導者としてほんの少しの間だけ首がつながったというわけである。インセルムの決定について書かれたプレス用の書類が記者たちに渡されたのは翌日になってからで、私はその記者会見には呼ばれなかった。が、これは、特に公務員の活動に対する評価がネガティブだった場合、その者の了解なしには公にしてはならないということを定めた行政規程を無視したやり方だった。運命の皮肉というか、1989年7月11日付『ル・モンド』紙において、この半制裁に関する記事の横に、もう一人の型破り女性公務員の指揮官級への昇進を告げる記事が載っていた。おそらくは私より口をつぐむことに長けていたのだろう。彼女はレインボー・ウォリアー号爆破事件（環境保護団体グリーンピースによる原爆実験阻止のための船レインボー・ウォリアー号が1985年フランス軍特殊部隊によってオークランド港で爆破された事件で、国際的な問題となった）に巻き込まれた、前“内縁の妻”トゥルンジだった。

原　注

*1：『医学日報』1988年7月27日

*2：1988年7月29日付『リベラション』紙

*3：ミッシェル・ド・プラコンタル『Les myst rs de la memore de l'eau（水の記憶のミステリー）』1990年, La D écouverts, p .115。

*4：インセルムの各研究所に対しては4年ごとに審査が行われる。

*5：第10章参照

*6：「Un cas de censure dans la science, l'Affaire de la m moire de l'eau.（科学における検閲、水の記憶事件）」、Albin Michel, 1994年, p .119以降。

*7：インセルムのこの研究所の存続期間は12年までに限定されている。

第５章
科学の検閲

1989年になって私はほんとうに独りぼっちになったと感じたが、高希釈に関する私の研究を今後も継続することについては断固たる決意を固めていた。科学界から私の研究が消去されるのをみたくなければ、この実験の再現可能性を立証せよと（もう立証していたにもかかわらず）、ありったけのエネルギーをつぎ込んで私にそれを立証させないよう陰で画策しているやからから、私は命令されているのだった。実際、この時期以降インセルムからユニテ200研究所に支給されていた研究費は減少傾向にあった。あたかも偶然であるかのように。私の研究所と製薬会社との間に交わされる契約は公費と同じくらい重要なものであったにもかかわらず、次第に更新されなくなった。契約の対象実験のほとんどがホメオパシー用の分量でなく物質的に有効な通常の分量を使ったアレルギーと炎症の治療法を対象としていたにもかかわらず、である。ある一つの事件によって私は排斥運動の対象になっているのが私自身だと確信した。フランスの最大手の製薬会社の幹部が高希釈に関する私の研究について社内で講演してくれるよう申し入れてきた。私は、そういった会合の組織委員会はおそらく私の講演を受け入れないだろうと彼に予告した。その幹部は、社内には言論の自由を守る社風があると訴える手紙を再び私によこした。数週間後、彼は手紙で私が来社して講演できるよう「聖水盤に落ちた悪魔のように」じたばたともがいている、と知らせてきた。そして、私に招待状は届かなかった。

実験結果の他の方法での再現可能生の立証要求は、研究の現段階では時期尚早すぎると思われるだけに、私に対して提起された“訴訟”（弁護士もなく、防御の権利も与えられず）はいっそう理不尽に思えた。少なくとも、もっと時間が必要である。私は、自分がミスを修正しつつ試行錯誤しなければならないような、周到につくり上げられた迷路の中にいるのを感じた。科学の歴史において、多少なりとも革新的な研究のプログラムで最初からほかの方法での再現可能性をもっていたものは一つもない。昨日見たものが今日はもう見られないといった現実をつくり出したり、にっちもさっちもいかなくなる状況をつくり出すのはミスや飽くなき探究心ばかりではなく、科学そのものの本質なのである。たとえば現代生理学において最も進んだ最も重要なそして最も実り多い分野である神経シナプス伝達の科学的解明について、研究の創始者オットー・レーヴィの実験の再現には25年を要した(*1)。今日、水の記憶に関する現象は、毎日私の実験室ですべての人にわかる簡単な方法で行われ、インターネットでそれを確認することもできる。

しかし1989年、私を避けたり挨拶をしなくなった同僚たちや私に浴びせられた侮辱や見限りにもかかわらず、説明のしようがない現象を説明可能にしうる操作上のミス、ほころび、逃げ口上の存在を見つけるため、あらゆる方法を探って高希釈での好塩基球の脱顆粒化の実験を再現すべく私は研究を続けた。そして、『ネイチャー』から提起されたサンプル採取ミスの可能性に対する批判を考慮に入れた。私は十分な量の好塩基球を確保するため血液サンプルを選択させ、以後、実験報告の発表において高希釈の実験に使用されるのは、通常の分量の抗体に反応する好塩基球のサンプルのみであることを明記した。

ユニテ200研究所の長としての私の地位が脅かされるようになった1989年、私はインセルムのユニテ292研究所長で、生物学に適用される統計学のスペシャリストでありフランスではトップレベルの一人、アルフレッド・スピラの加勢を得た。スピラは個人的な友人ではなかったが、20年来の知人でありインセルムの科学顧問会議で同席する数年前から頻繁に接するようになっていた。『ル・モンド』紙が私の研究チームが遭遇している苦境を報道する数日前、彼は同じ『ル・モンド』紙の「自由論壇」に論文を投稿していた。そこには次のように書かれていた。「研究者が既存の知識に反するような問題を提起したときは、その研究者は仕事、つまり自分の仕事を全うしているというべきである。彼が間違っているという完全な立証ができないうちは、その研究の継続を妨げようとすることは、彼の自由、ひいてはわれわれの自由を奪う言語道断、弁解の余地のない行為である」[*2]。
スピラは私に協力を申し出てくれ、『ネイチャー』が私の統計的方法を批判しているのを考慮して非常に厳正な研究方法と、攻撃される余地のないほど完璧な統計的方法を編み出してくれた。実験の数、符号づけの方法、材料の選択、全体的計画、実験操作にかける時間、期間など。すべてが厳密に練られ、このうえないほど詳細にわたって体系化された。これらの方法は水の記憶事件が勃発して以来、私に対して向けられてきた方法論的な忠告、助言等を考慮に入れたものであった。方法論の基本についてわれわれのとったやり方を拒否したり批判したりする連中を説得できるものであったのである。
好塩基球の脱顆粒化の活性化と抑制についての新しい実験の数々は、新しい方法に従がってクラマールで盲検法で行われた。試験管は、毎日ユニテ 200 研究所に来るアルフレッド・スピラのところの研究員によって符号づけされた。結果は毎日ユニテ 292 研究所に伝えられ、スピラのチームによって暗号解読と分析が行われた。この間の数か月というもの、私のチーム内の緊張は高まった。というのは、スピラはエリザベート・ダヴナによってテストされた試験管番号の暗号解読結果をすぐにわれわれには伝えてこなかったからである。われわれは実験と全データの統計学的分析が完全に終わるまでは、自分たちが行った実験結果を知ってはいけなかったのである。結果を私に知らせず、つまり私に後で知らせるという方法をとることで、アルフレッド・スピラはさらに別の統計学者に彼自身の仕事を監督させていたのである。
一連の実験が終わり、その結果の分析から高希釈での脱顆粒化の存在が確認された。1990 年は一年を通し、私とアルフレッド・スピラ、エリザベート・ダヴナは３人の連名で『ネイチャー』やアメリカの科学誌『サイエンス』に論文掲載を申し入れた。が、２誌とも掲載を拒否した。われわれは『ネイチャー』の編集長ジョン・マドックス自らが率いる調査チームに指摘された方法論的な誤りや、それに関するあらゆるコメントに答える形で新しい実験を考案し、実験を積み重ねてきただけに、『ネイチャー』の態度は言語道断であった。またマドックスは、ヴィルジュイフにあるアルフレッド・スピラの生物統計学研究チームが国際的に有名であるにもかかわらず、それを知らないと言い張った。

結局われわれの新しい実験は、異例の条件でパリの『パリ科学アカデミー報告』に載ることになった。『パリ科学アカデミー報告』は国際的に非常に影響力があるとはいえない雑誌である。20 世紀初頭には世界で最も科学的権威ある組織であったが、今では国際的影響力はなく、どちらかといえば“田舎っぽい”研究機関となっている科学アカデミー自体の衰運と運命をともにしている。そのアカデミーの機関誌、『パリ科学アカデミー報告』には２つの特徴がある。その一つは、掲載する論文はアカデミー会員の推薦がなくてはならないことで、これの意味するところは、革新的または斬新な内容の論文は期待できないということである。二つ目は、著名な科学誌の場合は投稿してから掲載されるまでに数か月かかるところ、会員の推薦がとれるという条件付きであれば、かなり早く掲載されるという点である。この利点は、たとえば同じテーマで研究しているライバルを出し抜こうとする場合に利用価値が高いことである。われわれの場合は誰かを出し抜くことが目的ではなかったが、数か月に及ぶ骨折り仕事の成果を“手短に”発表することが肝要であった。そのほかに『パリ科学アカデミー報告』に対し論文を投稿する理由は、1990 年春に同報告に掲載された「水の記憶――実験に関するコメント」と題された、嘆かわしい論文のせいである。この論文は、化学者ジャン・ジャックによって執筆された。そして、悲しむべきことにノーベル化学賞受賞者ジャン・マリ・レンによって推薦されていたのである。論文のなかでジャン・ジャックは、染色されなかった、つまり高希釈で活性化した好塩基球の反応は、溶質たる抗免疫グロブリンＥを次々と希釈したものを含む試験管を振盪したことによって引き起こされたにすぎないと指摘していた。簡単にいうと、ジャン・ジャックは好塩基球の集計に使われた染料は、希釈する液体の酸化や試験管の振盪によって生じる酸化の影響を受けやすいと考えたのである。彼によると、抗免疫グロブリンＥの分子がもはや含まれていない高希釈液の場合、好塩基球の脱顆粒を引き起こすのは染料の振盪であって、水が抗免疫グロブリンＥの通過した記憶を保っているなどという代物のせいではないという。しかし、『ネイチャー』掲載のわれわれの論文を注意深く読んでもらえばわかるように、“コントロール”の溶液（これを希釈する前の最初の試験管には脱イオン水または好塩基球が反応しない溶質しか含まれていない）も好塩基球が反応する物質を含んだ溶液と全く同じように振盪されている。ということは、反応を起こすのはただ好塩基球とそれを活性化させる溶液（またはコントロール）と染料の混合を振盪したせいだとはいえないであろう。

それからしばらくたって私は、偶然ある会合でジャン・ジャックと同席した際、彼の誤りを指摘した。「あーそう。“コントロール”の試験管が振盪されていたことは知らなかったよ」。がっくりした様子でそう答えるジャン・ジャックの額からは汗が吹き出していた。

もしジャン・ジャックが単に私に電話をかけてきていれば、私はその場で彼の間違いを指摘すればすむ話だった。ところが、いったん論文となって発表され、さらにノーベル賞受賞者によって紹介されてしまうとは……。何という悲しさよ！（アンコール！）厄介なことになってしまった。そこで私は科学アカデミーに対し、アルフレッド・スピラおよび私の研究チームとの共同執筆での論文を『パリ科学アカデミー報告』に掲載してくれるよう申し入れたのである。推薦が必要だったので、ジャン・ジャックの論文の推薦人、ジャン・マリ・レンに助けを求めた。しかし、このノーベル化学賞受賞者は非常に短い断りの手紙を私に送ってきた。理由は生物学が彼の専門ではないからというのである。この解せない態度の分析には頭をひねったが、ミッシェル・シフの分析がいちばん的を射ているといえるだろう。「つまり、この化学者が君に示した拒絶は科学の検閲と協力との関係をうまく表している。『もし正確な方法論によって実験がなされたら、その情報は常に発表されて終わる』といったん宣言してしまったので、その高名な化学者は自分の専門分野という形式的なアリバイの陰に隠れて出てこなくなったのさ。こうして高希釈における実験の批評者としてのジャックの論文の妥当性を判断した自分は間違っていなかった（能力があった）ということにしておきたいのさ。反対にその実験を自分自身で判断してしまうと、ジャックの論文を推薦した自分は間違っていたということになってしまうからさ！」とシフは言った[*3]。

論文を掲載してもらうために、私はまた別の化学者――ピエール・ポワティエ教授に助けを求めなければならなかった。ポワティエ教授は科学アカデミーのなかでは数少ない私の支援者の一人であった。彼はずっと後になって『パリ科学アカデミー報告』に投稿されたわれわれの論文審査の際の奇妙な場面について語ってくれた。

「この論文をあえて推薦しているc……というのは誰だね？」と、私の研究に対する断固たる反対者である、コレージュ・ド・フランスの著名な神経生物学教授ジャン・ピエール・シャンジューが言った。

「私です、教授。何か不都合がありますか？」と、知的エリートの言動を気にしないポワティエが答えた、というのである。

ポワティエの支持でレフェリーたちの審査を切り抜け、われわれの論文はついに『パリ科学アカデミー報告』に掲載されることになった。が、このレフェリーたちはさらに非常に厳しいコメントを出してきて、われわれはそれに対しいちいち回答しなければならなかった。それと同時にアルフレッド・スピラに対し、われわれの論文に名を連ねないよう圧力が加えられた。

論文は1991年の最初の季刊号に掲載される予定であった。私はアカデミーが掲載を引き伸ばそうとするのではないかと気になって、掲載予定のグラフの曲線がはっきり印刷されるかを確認したいという口実の下、印刷所に問い合わせた。するとわれわれの論文が印刷中であることと発刊日を教えてくれた。ところが、その予定日になっても、『パリ科学アカデミー報告』は出版されなかったのである。後でわかったことだが、同誌の幹部が「編集次長は当該論文がジョアン・ジャックによる『水の記憶——実験に関するコメント』と題された論文に対する反論の権利として掲載されたことを特にここに記します」という注記[*4]を挿入するために、第1刷をすべて廃棄処分にさせたのだった。

あまりに大慌てで挿入されたため“ジャン”とすべきところが“ジョアン”となってしまったのだった。何か月も費やした実験の成果であるわれわれの論文を、単に法的な意味での「反論の権利」として掲載するというこの注記の挿入は、あえていわせてもらえば、かえってわれわれの目的をぶち壊しにしたといえる。出版に適用される現行法によれば、反論の権利とは、一種の形式主義（期限、編集長に対する推薦状、ある人物を非難する一説に対し同程度の反論を掲載するなど）を満たすためのものである。ところで、ある科学専門誌がある研究者の研究に関連した論文を掲載し、当該研究者がその論文に対し反論したいと望んでいる場合は、このような法的形式的な手続きをとる必要は一切ない。出版側にとってみれば、科学の枠組みのなかで自然に始まるべき論争をお膳立てするという名目で論文を印刷したのだろう。『ネイチャー』のように——あえていうなら『ネイチャー』“でさえ”——私が自発的に執筆した反論の掲載を拒絶したものの、同誌掲載の私の研究に関するほかの研究者の論文が掲載されたときは、私の反論を常に受け付けてくれた。私は一度もアカデミーの採った反論する権利などという手続きを採ることを強制されたことはなかった。

科学アカデミーの内部にいる私の敵、科学系役人の一味は、けちなやり方でわれわれの論文の影響力を制限することによって、『パリ科学アカデミー報告』にわれわれの論文をみすみす掲載させてしまうことになった腹いせをしたかったのである。やつらの立場からすると、「科学の検閲」の効力をわれわれの論文に及ぼせなかったのは残念至極なのである。われわれの論文はジャン・ジャックのこっけいな仮説に対する単なる反証ではない。この点を明らかにするためにわれわれは、脱イオン水の高希釈液で抗免疫グロブリンEがヒトの好塩基球の脱顆粒という意味深い現象を引き起こすことを何か月もかかって実験し、その結果を発表し証明しようとしているのである。この現象とは反対に、2つの“コントロール”——一つは蒸留水、もう一つは抗免疫グロブリンG(好塩基球が反応しない抗体)であるが——は脱イオン水で高度に希釈され、同じように振盪されても反応は起こらなかった。Apis mellifica（毒、特にヒスタミンを含むハチをすりつぶして得られる物質）は塩分を含んだ水（イオン水）で高希釈され振盪されると脱顆粒を抑制する。これに対しApis mellificaを含まない塩水を高希釈、振盪しても、このような反応は起こらなかった。

これ以上われわれは何をし、何を話し、何を書いたらいいというのだ？ 何もない。労力が惜しいのではない。メディア、特に『ル・モンド』紙上で広く新しい実験結果を発表しても、高希釈での好塩基球の脱顆粒実験を無造作に情け容赦なくこき下ろした連中の立場を何も変えはしなかった。

私はこのテーマに関して何を進展させ何を証明しようと、全く受け入れられず、厳密な分析の対象となることもないのだという印象を強く抱いた。この“ダブル・スタンダード”の餌食になっているフランス人科学者は多くいる。彼らは私の実験に同席したり、実験結果報告を読むことは拒否するが、科学性を全く排除した議論でそれらを非難することはあえてするのである。そのいい例が、パスツール派出身で、コレージュ・ド・フランスの教授であり、インセルムの元科学顧問議長ジャン・ベルナールの後を継いで国立倫理委員会の委員長となったジャン・ピエール・シャンジュー（神経生物学者）である。水の記憶事件が起こる前は私とシャンジューとの間にはむしろ心の通い合う関係があった。ある日彼は、基礎研究誌では世界でトップレベルのアメリカ科学アカデミー刊行の『Proceedings of the National Accademy of Science』誌に私の論文が掲載されたことを知って、驚きと称賛の言葉をかけてくれた。私の研究分野(炎症、医学研究）はシャンジューの目にはマイナーな分野としか映らなかったことは確かだが。水の記憶事件がいったん勃発するや、彼は私の研究に対する最も辛らつな誹謗者、そしてまた最も影響力の強い一人となった。「ところで、あなたはベンベニストの実験に立ち会ったことがあるのですか？」という問いに対しシャンジューは「何で私があんな大ばかの実験に立ち会うんだね？」と氷のような傲慢さで答えたのである。その理由付けの何という容赦なさ！ しかもその冷酷さ！ 驚くべきことにシャンジューは私とたまたますれ違ったときには、私を個人的にまた科学者として高く評価すると断言したのである。

ごく最近では、科学アカデミーの元永久事務総長ポール・ジェルマン教授が1997年に発表された水の記憶の論文に対する長いアンケートに答えて、ある日刊紙に書いたものが印象的である。「『ル・モンド』の首脳部は科学が積み上げてきた実績に対し混乱の種をまき、読者に対して真の科学ではできないことが偽科学ではできるような錯覚を起こさせて、科学と偽科学を同化させたいのだろうか？」(*5)

いったい何をもってジェルマン教授は私の研究を偽科学扱いするのか？ 科学的な根拠があるわけでないことは確かである。なぜなら私は彼に会ったことがないし、彼も私の研究室に入ったことがないからである。彼は私が執筆した高希釈に関する論文のうちの一つの内容さえ知らないのではないか？ このような態度をとるのは、私に言わせれば、現在支配的な科学イデオロギーに対する盲目的・絶対的信仰のせいである。ほかの知的・社会的分野において、このより全体主義的な断罪、判決理由もない判決をしようものなら、それは厳しく糾弾されるであろう。しかし科学の分野においては、(……宗教と同様に）それはまかり通るのである。

私が提供した“証拠”や論点を吟味することを拒否する問答無用の態度だけでなく、私の高希釈での実験結果を人為的なミスに基づくものと結論づける仮説も、多く私に投げつけられた。たとえば、すでに述べたように、試験管の表面に漂っていて、続いて行われる希釈後もそれが試験管の中に残り続けるという分子の「かたまり」理論 [*6] や、『パリ科学アカデミー報告』に掲載されたジャン・ジャックの容赦ない論文などである。しかし、ここでもう一つ抗免疫グロブリンEによる試験管の「汚染」を想定してつくられた仮説にも言及する必要がある。これは、ある物理学者によって提起されたものである。1991 年、私がまだ高希釈における活性化現象を説明するための研究を続けていたころ、分子から発せられ、その後水によってストックされ再現される電磁信号に基づく仮説について、この物理学者の意見を書簡で求めたことがある [*7]。それに対する簡潔な返答のなかで彼は、「それでも私は内径に蛋白質が吸着していることが理論上の濃度を変化させるのではないかと思う」と強調していた。つまり彼によると、高希釈での実験のとき、最初の溶質の分子は続いて希釈された液の中に存在し続ける。なぜなら、その分子は試験管のガラスにくっついているからである（吸着）[*8] というのである。科学者ともあろう者が、どうしてこのような説に固執するのか？

まず第一に、この吸着という現象は試験管やピペットの汚染要素ではなく、逆に分子を排除する要素であるということである（なぜなら、その分子はガラスにくっついているからである)。分子が、続く希釈のために溶液の中から１滴取り出されるまさにその瞬間(その前でも後でもない）に試験管の内壁から離れるということが、希釈するたびに起こるなどということは、分子が自ら意志をもって行動していると考えない限りあり得ない。

第二に、この物理学者は、自説を発表する前に高希釈での実験に適用されていたルールを調べてみるべきだった。彼は試験管とピペットが１回希釈するごとに使い捨てられて、次の希釈時には新しいものが使われていたということを知らなかったし、知ろうともしなかった（彼は試験管やピペットの内壁に分子が残っていると主張していたから)。新しい試験管とピペットには分子のかけらも付いていないし、万が一、前に行った希釈行為に由来する分子が吸着していたとしたら、続く希釈の際にすべて廃棄される仕組みになっている。よって、われわれの方法は残存分子の排除システムであり、その逆では決してないのである。

確かに、これは私的な手紙によるやり取りにすぎない。しかし、この物理学者はジャン・ジャックや水の記憶に関する大論争が起こったとき、多くの人々がとったのと同じ考え方をしていた。彼らは実験がどのような物理学的状況のなかで行われたかを全く考慮に入れずに見解を述べていた。

これらのことも、もしこの物理学者がウランバートルの高校の先生であれば大事には至らないであろう。が、この場合はそうではなかった。1991 年ノーベル物理学賞受賞者ピエール・ジル・ド・ジャンヌだったのである。こうなると当然のことながら次の問いを発せざるをえなくなる。ド・ジャンヌは一貫した思考ができないのか? 私はそうではないと思う。しかし、ここでは彼は、既存の世の中を支配するイデオロギーに盲目的に服従している典型的な一人なのである。このイデオロギーは全く人を盲目にする。このような例は世界中のあらゆる宗教戦争や大きな政治・歴史的運動にみることができる。アラゴン[*9]はばかではなかったが、もっと早くスターリン独裁の現実を認識するべきだったのにそれをしなかったのである。

フランスではこの時期、高希釈に関する研究をしていた科学者は私だけではなかった。免疫学教授マドレーヌ・バスティードに指導されるモンペリエ大学薬学部のチームもまた数多くの高希釈に関する実験をこなしていた。そのうちの一部は 80 年代初めから発表されていた。1993 年このチームは『International Journal of Immunotherapy (国際免疫療法ジャーナル)』に論文を掲載した[*10]。彼らの実験は抗体を製造する器官を除去したヒヨコの胚を使ったものだった 。この胚のうちあるものには生理的血清 (塩水) を持続的に注入し (コントロール)、ほかの胚には取り除いた器官で製造された物質、ブルシンの高希釈液を注入した。その結果は、生理的血清を注入されたヒヨコの胚は抗体をつくらず、ブルシンの高希釈液を注入された胚はあたかもその器官が除去されなかったかのように抗体をつくったのである。バスティード教授は、さらにブルシンを希釈すればするほど（分子が存在しなくなる $1/10^{18}$ の希釈の限度を超えて $1/10^{30}$ の希釈度になるまで）ヒヨコの免疫的反応能力の復元力が高まったことを認めている。

私は、大きなタイトルのわりにマイナーなこの雑誌のなかで彼らの論文を見つけたとき、多くの日刊紙にこの論文のコピーを送った。なぜなら、それは確かに高希釈における有効成分（溶質）の再現実験という形をとっていたからである。しかしながら、ジョルジュ・シャルパック [*11] と共同で私のチームが行った一連の実験が始まった数か月後に掲載されたこの研究は、われわれの研究の認知度を上げるためには何ら有益な効果はなく、間接的な影響すら及ぼさなかった。

高希釈に関する別の研究としては、ルーバン大学のマルセル・ロベールフロワ教授に統括された研究があげられよう。この生物化学者は、90年代にヒスタミンの高希釈液による好塩基球の脱顆粒化の抑制に関する3,600にも及ぶ実験を行った。この実験は、80年代にわれわれの研究所で行った実験にきわめて近いものであった [*12]。ロベールフロワ教授が統括していた実験はヨーロッパの4つの研究室で行われた。この研究はボワロン研究所が資金を提供していたものと思われる。ロベールフロワは、「総合科学的分析をすると、われわれの実験結果は、高希釈されたヒスタミン溶液に脱顆粒抑制効果があると認められる」 [*13] と述べている。しかし、いったん水の記憶に話題が及ぶと、「私は支持しない。科学はまだ高希釈の効果を認めていない。だから水の記憶について話すなんてことは……」と答えたのである。おもしろい認識の仕方といわざるをえない。ロベールフロワは数年かけて私が観察したのと同じ現象を確認しながら、私が得た結果と自分の研究との間の近似性を否定しているのである。ロベールフロワによると、われわれの実験との違いの一つは、彼が使った好塩基球の脱顆粒を調べるテストは私が使ったものとは同じではないということらしい。つまり、大論争のきっかけとなった1988年6月『ネイチャー』掲載のわれわれの論文の13人の連著者の一人、ジャン・サントローディの開発したやり方だというのである。サントローディは、80年代に私の研究所で好塩基球の脱顆粒を学びはじめた研究者である。彼の開発したテストは私のものと2つの点で異なるのは確かである。一つは、違った染料を使うため、彼は好塩基球を電子顕微鏡でなく、細胞の自動選別機でカウントするというやり方を採っていた。これは対象とする現象の本質が問題となるときには大きな変更要素ではないのに、ロベールフロワとサントローディは何が何でも彼らの実験がわれわれの実験を裏づけるものではないと言い張るのである。彼らはまた大した違いとはいえない2つ目の点にもこだわった。彼らの実験がヒスタミンの高希釈液を使って好塩基球の脱顆粒を抑制する現象を対象としているのに対し、われわれの研究が高希釈における脱顆粒化の再現を対象としているという点である。彼らにとってはこれが大きな違いなのであろう。実際は、脱顆粒の活性化と抑制は同じプロセスから出発し、同じメカニズムに基づくものである。ただ、その方向が逆なだけである。それなのに、自分たちの実験を私のと同じにみないでほしいという一心で、このような情けない理由づけをしてくるとは。ロベールフロワとサントローディはボワロン研究所の科学部長フィリップ・ブロンの支援を受けていた。フィリップ・ブロンもまた『ネイチャー』掲載のわれわれの最初の論文の連著者の一人である。世の中は全く狭いものである。

奇妙なことに、ロベールフロワとボワロン研究所は、数年にも及ぶ何千という実験結果を自由に発表できるにもかかわらず、関連科学誌にそれを掲載しようとすらしなかった。1997年1月に刊行された『ル・モンド』紙が長期にわたる調査の結果、彼らの研究の存在をほのめかしただけであった。このテーマに取り組む勇敢な研究者のチームとコンタクトを取るよう記者に推薦したのも、この私だったのである。

本当のところは、彼らは『ランセット』誌に論文を掲載できるよう努力したが断られたらしい。水の記憶に関する一連の論争が始まって以来、私の仮説に敵意をもつあらゆる論文はただちに掲載され、私の仮説に好意的な論文は広く検閲され日の目を見ないのである。なに故、このような思考の自由に対する侵害を公の場に曝さないのか？ 科学者としての活動領域にぶちまけられた汚泥を干上がらせる情報を手中に握りながら、何もしようとしない彼らのような科学者（とそれに資金を提供する会社）は、いったい何を考えているのか？私には全くわからない。私の理解力を超えてしまっている。

原　注

*1：第 10 章参照。

*2：「Recherche et v rit（研究と真実）」、1989 年 7 月 13 日付『ル・モンド』紙。

*3：ミッシェル・シフの発言は 1986 年 6 月 30 日付の『ル・モンド』紙掲載のジャン・マリ・レンに対するインタビューに依拠している。この記事については前章を参照。

*4：この注記は「高希釈液の振盪は特殊な生物学的活動を引き起こさない」と題された論文につけられた。ジャック・ベンベニスト、エリザベート・ダヴナ、ベアトリーチェ・コルニエ、ベルナール・ポワトヴァン、アルフレッド・スピラ『C.R.Acad. Sci. Paris』1991　t.212 Senell pp461 − 462

*5：1997 年 2 月 8 日付『ル・モンド』紙

*6：第 4 章参照。

*7：この仮説の詳細については第 6 章を参照のこと。

*8：おもしろいので私は、この物理学者が新しいタイプの分子「グルーオン」を発見したと言うようになった。

*9:1847 〜 1982。シュールレアリズムの詩人として出発、後に共産党員となる。

*10:『国際免疫療法ジャーナル』IX（3）、pp169 − 180、モンペリエ大学薬学部。

*11：第 8 章参照。

*12：1986 年に『ネイチャー』に掲載されたわれわれの最初の論文は脱顆粒化の抑制プロセスをも対象としていた。

*13：1997 年 1 月 23 日付『ル・モンド』紙。

第6章
分子の場

『パリ科学アカデミー報告』にわれわれの論文が掲載されたにもかかわらず、科学界からは何の反応もなく、私は水の「記憶」説を認めさせるには戦略を変えなければならないと強く思うようになった。シーザーは妻が自分を裏切っているというでたらめの噂を信じ、妻に対し一方的に三くだり半を突きつけたという話だが——たとえは理由にならないにせよ——私も好塩基球の脱顆粒化の研究を諦めなければならないか、少なくともこの分野での研究成果を発表することはもうやめなければならないだろう。1988年6月『ネイチャー』にはじめてわれわれの論文が掲載されてから数年たった今も、ジャン・ジャックに倣ってさまざまな研究者が執拗にわれわれの実験のあら探しをしようとする。アルフレッド・スピラの率いるインセルムの生物統計学研究所との共同で行った実験について詳細に報告した論文の掲載を『ネイチャー』は1990年にはいったん拒否したが、好塩基球の脱顆粒化を忠実に再現しようと実験を試みた研究者に対しては、論文掲載の道を開き続けてくれていた。ヘンリー・メッツガーによるネズミの肥満細胞に関する「実験」については、すでに言及した。われわれが確認した現象（ヒスタミンの放出と単純な脱顆粒化）とは異なる現象の研究へと向かい、動物の腫瘍中の肥満細胞の白血球について（ヒトの健康な好塩基球についてではない）実験を重ねたメッツガーは、驚くべきことに、われわれと同じ結論には到達しなかったのである。驚くべきことはまだあった。1993年12月、「高希釈された抗血清中の抗免疫グロブリンE（抗IgE抗体）によって誘発されないヒト好塩基球の脱顆粒化」と題された論文が『ネイチャー』に掲載されたのである。このタイトルは1988年に発表したわれわれの論文のタイトル「高希釈された抗血清中の抗免疫グロブリンE（抗IgE抗体）によって誘発されるヒト好塩基球の脱顆粒化」を正反対にもじったものだった。MMハースト、ヘインズ、バリッジ、ピアス、フォーマンという執筆者たちは、全員ロンドン大学の統計科学部の出身で、1988年われわれが採用した実験ルールを正確に踏襲したと断言していた。その言葉とは裏腹に、彼らは方法論の問題に取り組むにあたり、われわれにただの一度もコンタクトを取ってこなかったのである。別の研究所でなされた実験を自分のところでうまく再現するには、当該研究所の研究者に対し研究の全体計画に必要なあらゆる詳細なデータを問い合わせるのが常識である。あるいは自分の研究所の技術者に対し実験成果の観察を急がせるとか、実験方法につき技術教育を受けさせる目的などさまざまの点で問い合わせるべきものである。また、実験ルールの確定・開発をするには、多岐にわたる詳細なデータの交換が当然必要とされる（試験管に使用されるプラスチックの性質やときには溶質の選択なども）。研究者の育成の大部分がその研究所（アトリエ）に依拠するところが大きいというのは、このためである。書き記された指示だけを見ながら実験を行うのは、大きなレストランに入ったばかりの見習いシェフが突然高名なシェフの料理をレシピだけを見ながらつくるのと同じように、生やさしいことではない。

MM ハーストらの研究が不快感を催させるのにはいくつかの理由がある。まず第一に、執筆者らは、極力『パリ科学アカデミー報告』に載ったわれわれの論文に言及しないようにしていることである。しかしながら､彼らの実験に適用されたルールは､1988 年 6 月に『ネイチャー』に掲載されたわれわれの論文に対してなされたさまざまな反論のなかで述べられた方法論的なコメントを考慮してつくられていた。さらに、実験の条件設定と結論が読者を失望させるように仕組まれているようにみえるのである。私でさえ、アルフレッド・スピラの協力を得て何度も何度も読み返した後でなければ、彼らのやり口をテキストから解読することはできなかった。

実験ルールの点については、重要なものもそうでないものも含めて 15 ばかりの点をあげるにとどめる。そのなかの一つの例としては、好塩基球を遠心分離機にかける作業が好塩基球を抗免疫グロブリン E（またはコントロール液）に接触させた後にも付け加えられたことがあげられる。これは細胞を濃縮するという口実でなされたものだが、私が開発した染色方法をとる場合は全く必要のない、無駄な作業なのである。遠心分離は、活性化の前にサンプルを準備する段階でのみ必要なのである。溶質やコントロール液を添加した後で細胞を遠心分離機にかけることは、彼らのルールとわれわれのルールの間の大きな違いとなる。かかる変数（新たな操作を加えること）を導入した場合の実験結果に与える影響は予測がつかない。なぜなら、遠心分離が好塩基球や脱顆粒化に与えるストレスの程度については誰もわからないからである。したがって、彼らの実験がわれわれの行った実験の厳密な意味での再現だということはできないのである。

もう一つの非常識な点は、彼らが実験の生のデータを提供せずに、データの統計的解釈のみを載せている点である。高レベルの論文、特にそのなかのグラフ曲線を解読するのになれた科学者でさえ、好塩基球の脱顆粒化の何パーセントがどの実験で観察（記録）されたのかを知るのは不可能である。逆説的なことに、ハーストらは生の実験結果を提供せずにおきながら、われわれが 1988 年 6 月の論文のなかで生のデータを提供していないと非難するのである。彼らの認識は完全に間違っている。なぜなら、1988 年の論文には、テストにかけられたおのおののサンプルの中に含まれる好塩基球の数と反応を起こす前の細胞のパーセンテージについてきちんと言及されているからである。さらにわれわれの書面での要求に対し、彼らは生のデータを提供することをきっぱりと断ってきた。

われわれの実験ルールをないがしろにして科学的に奇怪な方法をとっている点にも驚きを禁じえない。このロンドン発の研究チームの実験では、活性化した試験管（高希釈液を含む）とコントロールの試験管（好塩基球を活性化させる溶質を全く含まないもの）が違った血液を使ってテストされているのである。コントロール試験管の存在意義が、活性化した試験管との間で溶質の変化を全く同じ条件で比較する点にあるにもかかわらず、である。すでに指摘したとおり、アレルギー学上２人の人間から採った血液は、いや、たとえ同一人であっても採血の時間が異なれば、たとえ同じ分量の成分を投与されても同じように反応することはまれなのである。

生の実験結果がないので、生物統計学者アルフレッド・スピラと私がこの寄せ集めのかたまりのような論文を解読し、彼らが採用した統計学的方法を理解するのに何日もかかった。骨折りのかいあって、実験の一部は非常にポジティブな結果を出していたことが判明した。これは、論文を何度も熟読しないとわからないように涙ぐましいまでの努力によって隠されていたのである。つまり、このポジティブな結果の存在は、統計上の平均を出す作業のなかですっかり埋没し、その存在自体が無に帰されてしまっていた[*1]。また、私は、通常の分量の抗免疫グロブリンＥ溶液に対し反応しない好塩基球のサンプルが、同じ抗免疫グロブリンＥの高希釈溶液に対し何も反応しなかったというネガティブな結果まで、この平均値を割り出す要素として組み入れられていることに驚いた。５年も前から私は、この事実を耳にたこができるほど繰り返し強調してきた。通常の分量の溶質に対し反応しない血液は、高希釈された溶質に対してもほとんどといっていいほど反応しないのである。

キシロラリ（ウシ放線菌症などによる木様舌症のこと）についての称賛に値する実験報告においても、その内容の一部は「高希釈によって誘発されないヒト好塩基球の脱顆粒化」という論文のタイトルと全く正反対である（ひょっとしたら『ネイチャー』の編集長の仕業かもしれないが）。論文の本文の前に入れる２行のリード（前書）は太字体で本文を要約した内容がつづられるが、そこにはこう書かれていた。「われわれの実験結果は説明不可能な変異のデータを含んでいるが、以前（ベンベニストとそのチームによって）発表された結論と一致する部分は全くない」

これに対する私のコメントは以下の３つである。

①世界で最も優れた科学誌に監督された手練れの統計学者がいながら、このように実験の方法論の記載に混乱がみられ、しかも変異が存在するというのは驚きである。このようなちぐはぐな態度は、大論争が勃発して以来『ネイチャー』のとってきた行動と一致する。

②タイトルとは逆に執筆者たちは、抗免疫グロブリンEの高希釈液が好塩基球の脱顆粒化に及ぼす効果をしっかり確認している。「変異」などと命名してみても、しょせん、この現象に対する説明にはなっていない。1988年に発表したわれわれの論文の結論とは全く違うと執筆者たちは主張しているが、結局のところ同じことを言っているにすぎない。
③この論文は彼らのデータ（生のデータをわれわれに提供することを拒んだが）がわれわれのそれと正確には一致しないと断言しているが、彼らの採用した実験ルールとわれわれのルールとが異なる以上、それは驚くべきことではない。

とどのつまり、あれやこれやの点で私はアルフレッド・スピラとともに詳細なコメントを『ネイチャー』に送った。それは数か月後に同誌に掲載されたが、彼らの論文が与えた悪影響を思えば遅きに失した。

ここでもし私がこのような哀れむべき実験のまね事や細工された結論に一歩でも譲れば、高希釈での活性化反応という事実を立証するために好塩基球の脱顆粒テストをよりどころにしていることがすべて無駄になってしまう。私は、実験が再現可能であることを立証すれば私の出した結論の有効性を認めようと言う人々の信頼に応えたかった。それなのに、私のチームが実験結果の再現に成功するたびに、再現可能性に対する新たな条件が加えられ、バーが高くなっていくなどということは想像もつかなかった。

私は行き詰まっていた。私が高レベルの科学誌にこのテーマについて提供する論文は、すべて拒否される運命にあった。反対に私の結論に敵対的な論文は、たとえ理論的にほころびがあっても常に掲載されるのだった。

1990年来、私は別の実験システムの模索を始めた。世界中の何十という薬理学研究室と同じように、ユニテ200研究所でもある実験方法を日常的に採用していた。それは1897年に開発されたランゲンドルフ装置といわれるシステムである。これは「摘出した」モルモットの心臓を試験管の中で機能させることを意味する。心臓を摘出される前にモルモットは、1つまたは複数の物質に対しアレルギー体質にさせられる（われわれの研究用語では「イミュニゼ（免疫になった）」といっている）。血液の代わりに、生理食塩水(*2)が心臓の冠状動脈の心拍出量を測るためにゆっくりと連続してその心臓に注入される仕組みである。さらにこの心臓に、テストすべき溶質を含んだ液体や、比較基準となるコントロールの溶液を通常の量または高希釈で注入する。計測システムは簡単である。定期的に、たとえば1分おきに空の試験管をおいてモルモットの心臓の冠状動脈を通った後の液を集める。試験管に排出された液体の量の差で体液の排出量の変化を測ることができるのである。心臓全体を回る水の圧力は一定に保たれているので、実際は間接的ながら冠状動脈の直径（収縮と拡張）を測ることになるのである。

モルモットは前もってある物質に対し免疫学的感作（アレルギー化）をしてあるので、その心臓を使って非常に繊細かつ信頼できるやり方で問題物質（溶質）を探知することができるのである。問題物質の溶液が注入されると、心臓はアレルギーショックを起こし冠状動脈の心拍出量が変化する仕組みである。

しかし、心に留めておかなければならないのは、免疫学的感作をされていない動物からとった心臓でも、生理学的または薬理的作用をもつ多くの物質に対し過敏である可能性があるということである。

私は、ヒスタミンと卵白プロテインであるオボアルブミンに対し免疫学的感作（アレルギー化）された心臓に対し高希釈液の実験を試みることを決意した。

われわれの実験は数か月におよび、オボアルブミンとヒスタミンの高希釈液（$1/10^{15}$ ～ $1/10^{18}$ 以上の希釈度）を注入した場合、これらの物質分子が存在しないにもかかわらず心臓の収縮と拡大という効果が出たことを確認した。モルモットの心臓の冠状動脈からの排出液は、10回希釈したものをさらに10回希釈し、20回振盪したオボアルブミンの溶液が持続的に注入されている数分間の間に25〜30%変化した。同じように希釈・振盪という操作を経て注入されたコントロールの試験管の水のほうは、モルモットの心臓に対し全く、もしくはほとんど影響を及ぼさなかった（5%前後の心拍出量の変化は、このタイプの実験にはつきものの方法論上の誤差に対応する）。この結果は数百回に及ぶ実験を通してコンスタントに観察された。

２つの異なった実験システム（脱顆粒とランゲンドルフ装置）から繰り返し得られ確認された結果から、私は高希釈における反応の活性化という事実が確認されたと思った。今後は、この現象の原因を説明できる仮説を練り上げていくことが課題となった。

この分野における研究を始めて以来、高希釈におけるかかる現象は厳密には分子のせいではないと認識した私は、物理的、より正確にいえば電磁気による説明ができないか模索しはじめた。1988年から私は、ミラノにある原子物理学研究所の２人の研究者、ジュリアーノ・プレパラータとエミリオ・デル・ジュディチェの研究動向を注視していた。1988年6月『ネイチャー』に好塩基球の脱顆粒化の論文が掲載されると、ミラノの例の研究所のような物理学者の研究チームによるさまざまな研究からヒントを得て、高希釈における現象を電磁的に説明しようとする仮説が出てきた。

プレパラータとデル・ジュディチェの研究は、既存の物理学の法則とは必ずしも一致しない、固体と液体のある属性を説明することに力を入れていた。たとえば、水が凝固する温度やその他の水の特徴は、既存の理論からみると変則なのである。例のイタリアの物理学者たちは「コヒーレント・ドメイン」という理論を打ち立てていた。これは固体や液体の分子は一般に認められているように、隣り合った分子同士、静電気的な力のみでつながっているわけではないという仮説である。彼らの理論モデルによると、分子は広範囲にわたって互いに等しく力、電磁場を及ぼしあっている。プレパラータとジュディチェの理論は、1988年、物理学の分野で有名なある科学誌にはじめて発表された(*3)。

分子から発せられる広範囲にわたる電磁場は水によってストックされ次に再現されるものであるという仮説は、分子が存在しない溶液の中で反応が活性化する現象をうまく説明してくれる。これを確認するために、私はムードンにあるCNRSの磁性中央研究所の物理学者たちとコンタクトを取った。彼らと議論した結果、次の結論に達した。高希釈液を電磁場に長く曝すことによって高希釈での現象の再現を停止させることがおそらく可能であり、これができれば、電磁場に曝す前にすでに高希釈液が電磁的タイプの何らかの活動を内包していたことを立証することになろう。われわれはこれから行う実験のルールを一緒に定めた。私は物質的に有効な分量(ポンデラル分量)のヒスタミンを含んだ試験管と$1/10^{41}$にまで希釈したヒスタミンを含んだ試験管をこの研究所に送った。ただちに、これらの試験管は低周波の電磁場に曝された。なぜ低周波か? 洞察力の鋭い読者は思うだろう。答えは簡単である。まず第一に、われわれは周波数が50ヘルツの家庭用電流を使って、より早くよりシンプルに結論を得たいからである。電磁場に曝した後、試験管は私に送り返されモルモットの心臓にその溶液を注入して反応を調べるという仕組みである。1990年と91年の間に100近い実験が行われた(特にヒスタミンが多かったが別の成分についても)。これらの実験は盲検法で行われた。すなわち、私がCNRSに送った試験管は、そこの研究者によって暗号化され、また私のところに送り返されてくるという仕組みだった。モルモットの心臓にこれらの溶液を注入することによって得られた反応から、電磁場は通常の濃度のヒスタミンには全く影響を及ぼさなかったにもかかわらず、高希釈でのヒスタミンの効果を無にすることを確認した。こうなると、高希釈での活動は通常の分量での活動と比べ、ある特殊性をもっており、さらにこの活動は電磁的起源をもつということが明らかになってくる。例のCNRSの研究所は盲検法によるこれらの実験で得た結果を証明できる。協力してくれた研究者は、私に繰り返し言っていた。「高希釈がどんな働きをするのかわれわれは全く知らないが、効果があることは確かだ」と。

1992年春、私は、友人の電子工学者にCNRSとの共同で行ったこれらの実験の話をした。

「もし分子が発するものが電磁場だとしたら、君はそれを増幅器に通して循環させることができるはずだよ」と彼は言った。

分子から発せられる電磁信号を増幅させ受信できるかということになると、私は慎重にならざるをえなかった。なぜなら、最も“公式な”物理学の知識によると、物質構造的にいって原子、分子、そして電力は光波の周波数のちょっと下、赤外線に近いテラヘルツ(10^{12}ヘルツ)という高い周波数領域の振動を発しているからである。だから先験的にヘルツとかキロヘルツとかいう人間の耳に聞こえるぐらいの音を扱う既存の器械で増幅するなどということは、問題外だと思われたのである。しかし、CNRSの磁性中央研究所で行われた実験をみると、高希釈液の中の電磁場は低い周波数でできていることを実証しているようにも思えた。さらに私は、漠然とではあるが増幅器によって生物学的データを移送できるとされている器械があるらしいことを知っていた。それはホメオパスたちが使用している器械だった。ホメオパスであるアティア医師は、数年前ドイツのモラ社製の器械を私に見せてくれたことがある。元来この種の器械は、人間の体のつぼに弱電流を送ることによって、ホメオパシー的診断の一助とするために使われている。アティアを含む何人かのホメオパスによると、この器械のある場所に置いたホメオパシー薬のアンプルから器械の別の場所においたアンプルに、そのホメオパシー薬の効能を伝送することもできるのだそうである。

しかしながら「代替」医療の世界ではよくあるように、正確にいえば伝統医学の世界でもそうだが、そのような結論を裏づける高水準の科学的出版物が全くないのである。

どんな仮説もないがしろにしないために、しかし突飛な思いつきの実験については一握りの懐疑主義もあって、私は友人の電子工学者からの助言で電話の増幅器の原理に基づいた装置を使って実験してみることにした[*4]。この装置は溶液の入った試験管を乗せたセンサー（感知装置）が増幅器につながれているものである。増幅器からはスピーカーによってではなく電気コイルによって振動が再現される。装置の入り口となるセンサーの上に通常の分量のヒスタミンの入った試験管（ソース）を置き、装置の出口には脱イオン水の入った試験管（レシーバー）を置く。そして増幅器のボリュームを最大にして15分間振動させる。はじめてやってみたときは出口に置かれた試験管（レシーバー）の溶液はランゲンドルフ装置でモルモットの心臓に注入され、そこで反応を起こした。私からコイルの電線で分子の活動を伝送できたと聞いたときの私の同僚、CNRSの研究部長ヨレン・トマの反応を今でもよく覚えている。彼女は「今回は確かなのね。あなたは完全にイカレちゃったみたいね」と叫んだ。もっとも言葉とは裏腹に、笑顔半分といったところだった。

電話の増幅器の装置で伝送実験ができることから、分子が音波レベルの低い周波数（ヘルツ波とかキロヘルツ波）の信号を発しているとする仮説が導かれる。しかし、一般的に物理学者は分子は個々には非常に高い周波数（テラヘルツ10^{12}ヘルツ）を発すると考えているから、この仮説は既存の理論と合わなくなる。しかし、この矛盾は、分子から発せられる振動（一つの波）ではなく、波の列つまり1秒ごとに1つの分子または分子のかたまりから発せられる無数の振動を考慮に入れることで解決できるだろう。この場合は、波列の“振動数のうなり”すなわち周波数間の平均値を集めることになる。振動数のうなりとは、低周波（ヘルツとキロヘルツ）に属する1つの波の中にある無数の振動を凝縮したものなのである。これは音響学と分子分光学における超古典理論である。この理論については、あらゆる概論・論説のなかで紹介されている[*5]。

こういう現象の物理的性質がいかなるものなのかを理解するための一助として、卑近な例をあげてみよう。ニューヨーク、シカゴまたはデファンス地区（パリ西郊のオフィス街）の高層ビルのスカイライン（都市の建築物などが空を画する輪郭線）はおのおののビルの高さ（階）の全体を端的に映し出す。もしエンパイアステートビルの1つの階を抜き去ってしまえば、それだけでスカイラインはもはや前とは同じでなくなってしまうのである。

それからというもの、われわれはヒスタミンとオボアルブミンをもとにした伝送実験を何十となくこなした。諸君をうんざりさせてしまうかもしれないが、ここで私が強調したいのは、コントロールの試験管に入った脱イオン水は、モルモットの心臓には何らの反応も起こさせないということである。このほかに、イオン消失させた水を入れて密封した試験管を装置の出口に置き、成分を何ら含まない試験管を装置の入り口に置いて15分間振動させる実験も行った。この操作の目的は、増幅器を通した単なる電流がレシーバーの試験管の中の水を変化させるのではないことを確認することにある。レシーバーの試験管に入った溶液をモルモットの心臓に注入しても心拍出量に大きな変化は起こらなかった。

高希釈における実験と同様に、操作者は増幅器を使っての伝送が終わるとすぐにレシーバーの試験管を攪拌した。増幅器によって“情報を与えられた”液体を反応させるためには、この攪拌操作は不可欠というわけではなかったが、われわれはこの操作によって反応が強化されると確信している。

これまでにやってきた高希釈での実験と比べて、この増幅器を使った伝送実験の利点というのは、溶質による実験用具の汚染という議論（分子の「かたまり」を形成するとか、試験管の内壁に分子がくっつくなどのばかげた話）をしなくてもすむことである。溶質とテストされる溶液の間に物理的接触は起こらない。すなわち、電線と電磁的要因によって分子の活動が伝達されるので、従前の実験操作の手順がすっかり変わってしまったのである。

1992年7月27日、私はインセルムの所長フィリップ・ラザールに、盲検法で行ったこれらの実験報告を沿えて書簡を送った。12本の試験管の符号づけはパリ市立産業物理化学高等学校出身のミッシエル・シフが担当した。シフは水の記憶に関する大論争に興味をもった研究者の一人だった(*6)。われわれが“活性化した”試験管(オボアルブミンとエンドトキシン)と残りの11本の“コントロール”をいかにして正確に判別したかを報告書のなかで詳しく説明した。装置の入り口に置かれた試験管の溶質がオボアルブミンの場合は、出口に置かれたレシーバーの試験管内の溶液をモルモットの心臓に注入すると、心臓の心拍出量が37%から93%へと変化した。溶質がエンドトキシンの場合は、17%から55%へと変化する。コントロールの試験管は増幅器からの伝送を受けないか、または別の水の情報を受信したものであるが、これは心拍出量に変化をもたらさなかった。私はフィリップ・ラザールに対し、この実験を1回だけでなく、1種類の溶質だけとりあげてみてもその後50回も行っていることを報告した。そして、単純な統計的計算によれば、心拍出量に変化を起こさせる試験管の判別が偶然正解するケースは1/4000にすぎないことも書き添えた。

ラザールからの8月18日付返信は私のタイプミスの指摘が主であったが、私の活動が引き起こした“過敏状態”(メディアとおそらくは科学界全体の)というものにも言及していた。ラザールの書簡は次の言葉で締めくくられていた。「私はこのような情報を再び流すこと自体が好ましくないのではないかと強く危惧し、君に忠告する。もし君がこういう行動をとり続けるなら、私としては最終的な手段をとらざるをえなくなるだろう」。

この書簡から少なくともいえることは、今後インセルムの支持は得られないということである！ とすれば、次回1993年初頭に行われる予定のインセルム科学顧問による、新システムによる私の研究所の評価は悪いと予測するしかない。インセルムのすべての研究所は創設後12年の存続期間の終わりを迎えており、この新評価システムの対象となっていた。インセルムの上層部はこの評価の結果いかんで、閉鎖または継続という各研究所の未来を決定しようとしていた。

原　注

*1：統計がいかに結果を台なしにするかの極端な例をあげると、たとえば、ホーン岬で高波のいちばん高い点といちばん低い点とを足して平均を出せば統計的には海は完全に平らだという結論に達してしまう。

*2：血漿と同じ濃度の塩分を含む水。

*3：「Water as a free laser dipole」、フィジカル・レヴュー・レターズ、1988 年、pp.1085 － 1088。

*4：この装置にはもう一つ、安価であるという利点がある。非常に高い周波数のシグナルを伝達できる装置であったなら、もっと複雑で費用のかさむものになったであろう。

*5：C.N. バンウェル『Fundamentals of Molecular Spectroscopy（分子分光学の基礎）』London McGraw-Hill, 1983 年 , p.26、27。

*6：彼は後にこの論争についての本を著した。ミッシェル・シフ『Un cas de censure dans la science, l'Affaire de la m moire de l'eau.（科学における検閲、水の記憶事件）』。

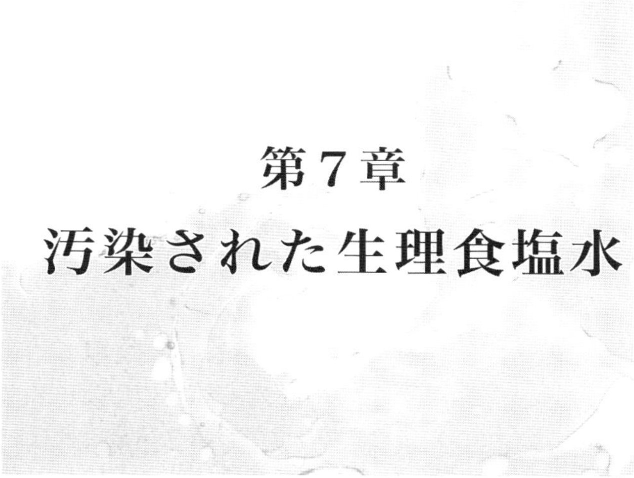

第7章
汚染された生理食塩水

インセルムでのユニテ200の部長としての私の将来は、不安定極まりないものだった。インセルムとの関係はいうまでもなく、フランスの科学界での孤立が深まっていったことなどがある。そこにさらに新たな要素が加わって、研究所と私の関係はいっそう険悪になっていく。

1992年の春、私は実験の方法論を確立する作業に取り組んでいた。親友の電子技術者に手伝ってもらって開発した増幅装置のおかげで、主試薬の入った試験管（送信側の試験管）から水の入った試験管（受信側の試験管）に情報を伝送する実験をできるようになったのである。この実験に使用する水は、主試薬の希釈液と、情報を伝える溶液と、中立の標準溶液（コントロール液）であり、私たちが自らの手で脱イオン化した水である[*1]。この脱イオン水には、都合の悪い点が1つあった。それは溶液が“低張性（hypotonic）”であること、つまり、溶液中の食塩の濃度が血漿の食塩の濃度よりも低いということである。

この不都合のせいで、実験の効果と回数が限定されることになった。というのは、この溶液だと摘出した心臓への負担が大きく、心臓の破損の恐れがあるので、潅流の量をあまり多くできないからである。そこで、この水を生理食塩水で代用することにした。これは塩化ナトリウムを0.9%含んでいる塩水であり、病院で患者に注入薬を注射するときの溶液として滅菌消毒されたものが日常的に使用されている。この生理食塩水は当然ながら、心臓の機能には全く影響を及ぼさない。薬局ではアンプル入りの製品が販売され、病院の調剤室ではガラス瓶入りのものが利用されている。実験を始めたばかりのころ、得られた結果は伝送の観点からすると、平均以下であった。特にモルモットの心臓のなかには、期待していた観察結果とは逆に、塩化ナトリウム溶液に反応を示すものがあった。この異常反応は、ミッシェル・シフによって符号づけが行われた盲検法では、よりはっきりした形で現れた。この研究者は水の記憶問題に関心をもっているが、ユニテの活動について「客観的な」視点を失うことがないが、いずれにせよ外部の人なのである。この生理食塩水によって生じた効果のおかげで、私はコントロール試験管のほうを試薬入り試験管として特定するはめになった。過去の経験からして、病気や病弱の心臓に出くわす可能性もありうるので、その心臓がコントロール溶液にも無差別に反応を示すという可能性を検証するために、それを蒸留水で潅流してみた。ところが、蒸留水は生理食塩水とは違って、全く何の効果も及ぼさなかった。

その後の実験から、生理食塩水が摘出心の心拍出量に対し、疑いもなく効果を及ぼすことを確信するに至った。しばらくして、その生理食塩水を製造した製薬会社の技術者が、ややうろたえ気味に私のところに報告しにきた。彼が研究をしているモルモットの心臓が、生理食塩水の潅流によって、数分間、完全停止することすらあったという。それを聞いて私はただちに、その会社の人事担当課に、この種の実験では絶対に必要である予防策の強化を求めた。それは、試験管と注射器を十分に洗浄すること、不注意によって気泡が注入されないようにすること、などである。そうした予防策の強化にもかかわらず、一部の心臓では相変わらずこの現象が生じ続けた。実験結果をより注意深く観察したところ、この問題は一定の期間内にだけ発生することに気づいた。その期間とは、モルモットの感作（実験に使用される試薬に対する過敏化）の8日目から11日目までだった。この期間中は、心臓は被験物質に最も敏感であり、したがって通常は私たちの実験に最も好都合なのである。

数週間もするうちに、私はこの心臓ショックの原因が紛れもなく生理食塩水にあることを確信することになる。それは何とクラマールのアントワーヌ・ベクレール病院の近くの薬局で買った瓶入りの生理食塩水だった。そのうえ、心臓のこのような反応、つまり心原性ショックは、エンドトキシン（内毒素）に特有のものである。エンドキシンとは、ある種の細菌の細胞壁に含まれている毒素の一種で、細胞壁が破壊されるときに放出される。そうした反応は、高齢者や、癌、白血病、エイズなどで体力が弱っている人に比較的多く発生する。通常の感染の過程において、エンドトキシンを含んでいる細菌は、消化器官内にはとどまらずに、この毒素を血液中に放出することがある。その毒素は、発熱をはじめ種々の症状を引き起こすが、体力が弱まった患者の場合には、重大なエンドトキシン・ショックが起きるが、致命的であることも多く、常に心臓の機能低下を伴う。このエンドトキシンの作用は非常によく知られているため、静脈内に輸注する医薬品はすべて、細菌のエンドトキシンが除去されていることになっている。一般に、そうした医薬品を「無熱性」という。つまり、発熱しないという意味である。

生理食塩水は細菌を除去するために、濾過され、加熱装置で 120 ～ 140℃の温度で 20 分間、加熱消毒される。この消毒の目的は、含まれている細菌を殺すことである。こうして、いくつかの処理過程を経たあと、溶液中には生きている細菌はいなくなる。これは完全に化学的な方法で検証することが可能である。私はこの検証を実行したが、使用した生理食塩水中には、細菌についてもエンドトキシンについても、その痕跡が見当たらなかった。にもかかわらず、この生理食塩水はモルモットの一部の心臓に、まさにエンドトキシンによるものと同様な作用を及ぼしたのである。薬局で販売されているアンプル入りの生理食塩水で生じた作用を調べれば、そうした薬局販売のもののなかにも同様な汚染があることがわかる。これに対し、アメリカとカナダで製造された生理食塩水では、この現象が生じないように思われる。

私が出した結論は、細菌が物理的に存在しないときでも、細菌を破壊した後の溶液中では、そのエンドトキシンが磁気的に記憶されるために、エンドトキシンによる物理現象が生ずる可能性があるということである。つまり、エンドトキシンは細菌が破壊されるときに細菌によって放出されるが、エンドトキシンそのものは必ずしも完全には破壊されない。エンドトキシンは高温の蒸気処理では完全には除去できず、非常な高温（220℃）下での乾熱処理によってのみ除去することができる。したがって、考えられることは、細菌によるエンドトキシンの放出時に、その磁気的な痕跡が生理食塩水中に刻印されるという可能性である。この仮定を補う２つ目の仮定がある。つまり、残っているエンドトキシンの分子は作用を及ぼすにはわずかすぎるにしても、生理食塩水が殺菌され、ガラス瓶に詰めて輸送され、取り扱われるときの振動によって、その磁気的足跡が活性化され、増幅され、拡散されるという可能性である。

すでに説明したように、これまでの観察によれば、ある物質の電磁信号は、その溶液を70℃で１～２時間加熱するか、振動する電磁場をかけるかすると、消滅させることができる。そこで私は、汚染された生理食塩水のサンプルをそうした条件の下で加熱し、CNRSの磁性中央研究所に対して、ほかのサンプルも電磁場にかけるように要望した。この処理を行って以降、しばらくの間、問題の生理食塩水を使用して摘出心に潅流を行っても、心原性ショックは生じなかった。しかし、高熱処理または電磁場に曝したガラス瓶から取った生理食塩水でも、そうした処理の数日後にエンドトキシンが再び活性化されたようにみえることもときどきあった。

1992年９月、インセルムでの会議の席上、私は生理食塩水に汚染の疑惑がある旨を、口頭で所長に伝えた。所長の側からは何も反応がなかったので、私は念押しの意味で、実験の観察結果を11月17日付の書留書簡にして所長に送った。下記はその書簡の抜粋である。

所長殿

数週間前に、私どもが入手した実験の結果をここに正式に報告申し上げます。

この実験では輸注用の生理食塩水を最初はコントロール溶液のつもりで使用しましたが（……)、それをモルモットから取り出して、感作した心臓に潅流したところ、摘出心にきわめて強力な血行力学反応が認められました。すなわち、心拍出量の減少（……）と、機械的な変化ですが、なかでも最も顕著な反応は、心臓の停止に至ることもある収縮力の急激な減少です。
（……）生理食塩水が分子のエンドトキシンを含んでいないことは確実であり、また私どもが検知した活動は、高熱処理と振動電磁場の影響の下で（ムードン・ベルビューにあるCNRSの磁性中央研究所）消滅しましたから、原因は電磁気的な伝達という可能性があると思われます。この伝達は生理食塩水の製造の過程でもありえますし、輸送中にガラス瓶中に残っていた痕跡が増幅されることも考えられます。（……）私はかねてより、そうした電磁場による汚染の可能性を予想してきましたが、そのことを貴殿に再度、厳粛な気分の下に、また対決も辞さない覚悟で、喚起させていただきます。
私どもは同じ手続きの下で、この実験を20回以上も行いましたが、この現象の実在性も、その正確な原因も明確に断言することができません。コントロール溶液の作製は規定どおりに行われたように思われます。そうした汚染は、正常な被験者にはおそらく危険はないでしょうが、その汚染で生じる病気に過敏になっている被験者には重大な影響を及ぼす可能性があります。ですから、遅滞なく適切な措置を取ることが緊急の課題であるように思われます。なかでも、最も重要なことは、この実験の結果、失敗したケース、その原因、その影響を評価する責任を負った委員会を早急に発足させることです（……）。
今後の1週間以内にご回答をいただけない場合には、やむをえず衛生管理当局と行政当局に直接、注意を喚起させていただくつもりでおります。現在、世間でニュースになっています痛ましい事件を考慮して、私がきわめて慎重な挙に出ましたことをご理解ください（……）[*2]。

1992年12月、実験に使用した生理食塩水を製造した製薬会社に連絡を取る。電話に出た担当者は同社で製造された生理食塩水中にエンドトキシンが存在しているという推測にいきなり反論してきた。それでも、その生理食塩水中のエンドキシンの諸作用に関する研究を実施することに合意する(*3)。12月にはまたインセルムの所長の回答も届く。その回答は、問題を検討するための時間がほしいということ、また私自身の責任において衛生当局と行政当局に注意を喚起することには反対しないという内容であった。その数日後、私が11月に送った書留書簡のコピーを、病院を管轄している管理責任者数人に送付したという、所長からの通知が届く。

一方、私のほうでは、パリ市病院連合（AP-HP）の中央薬局と連絡を取ることを試みたが、「折り返しお電話いたします」という答えしか得られなかった。

1993年初め、私は、ベルナール・クシュネル厚生大臣と、その下の医療と科学に関する質問を担当する特別閣僚に、数度にわたって親展扱いの封書を送付した。この封書は未回答のままである。一方、製薬会社からは担当者との間で合意した調査プログラムの対象にした製品を受け取ったが、私の部門に割り当てられる資金が大幅に削減され、生理食塩水の汚染に関する私の研究に国立保健衛生研究所が反感をもっているため、この研究を開始できないでいる。1993年春、所長はさらに強行に出て、この汚染に関連した実験の観察結果を報告することを私に禁止した。それも、インセルムの委員会が別の問題(*4)に関連して、管理手続き文書について説明をする会議の席上、委員全員の面前でのことだった。しかも、その委員のなかには、心臓生理学の専門家が一人いたのである。

1992年12月から1993年1月の期間、生理食塩水の汚染に関する研究のペースを緩めることにした。というのは、冬眠期間中にはよくあるのだが、モルモットが感作の手順に、いい反応を示さなくなるからである。しかし、1993年2月からは、再び非常に顕著な結果を数多く検出できるようになった。つまり、モルモットの心臓の活動が生理食塩水によって激しい変動を示すようになり、心臓が全面的に鼓動を停止することさえあった。

2月12日、ベルナール・クシュネル厚生大臣より手紙が届く。

問題の製薬会社製造の生理食塩水に関する調査の実施を、国立保健衛生研究所（LNS）に依頼したという内容である。私自身が事の発端であるのにもかかわらず、この調査にはどうも私が関与していないようなので、同厚生大臣に対して、私に詳しい情報を提供してくれるように執拗に求める。2月16日、英国の医学雑誌『ランセット』に、生理食塩水の汚染に関する私の研究発表を、詳細を記述した実験メモを添付して送付する。同誌はこの原稿の掲載を拒否した。

この翌月、LNSの所長と会見する。私が実験の実施要領を作成することで合意に達する。数日後、「標準操作手続き」と名づけた実施要領の草稿をファックスで送付したところ、LNSの所長から総額15万フランの研究資金を私に支給するという通知が届く。これはさらにベルナール・クシュネル厚生大臣からの私宛の手紙で確認される。その後、LNSの担当者たちが私の研究所に出向いてきたが、それを境にナシのつぶてである。後から、その調査がパリ地区のマリー・ランネロング病院のメルカディエ教授と友人のアルフレッド・スピラ教授に委託されたことを知る。友人はその決定を私に知らせるのはまずいと判断したようである。厚生大臣直筆の書面によって約束された研究資金の支給を、私が実際に目にすることがないのは明らかである。その資金がまもなく送金されると、全国公衆衛生ネットワークの担当者たちから何度も通知があったにもかかわらずである。

私としては、コントロール溶液としての生理食塩水が及ぼす気がかりな効果を、定期的に確認し続けるだけである。この件は1993年11月に厚生省に注意を促したが、トップはすでにフィリップ・ドゥスト・ブラジ厚生大臣に交代していた。

ところが1995年の夏、私が最初に注意を喚起してから3年後になってようやく、この件に関して、ある報告書が医薬品公社（l'Agence du médicament）（そのなかにLNSが吸収された）に転送されていたことを知る。私は1994年12月付のその報告書を閲覧したいと申し出た。それに使用されている実験の実施要領は、LNSの要請を受けて私が作成し提出した標準操作手続きをかなりの程度まで参考にしていた。といっても、多少の改善も取り入れられていた。ただ、その改善はどれも方法の感度と生理食塩水の灌流の効果を低下させる可能性があった。たとえば、改善の一つは、灌流装置の位置を変更し、私の推奨位置よりも心臓に近い位置に設置していることである。この変更位置では、生理食塩水が心臓に到達するまでに流れる距離が長くなるため、生理食塩水を運ぶ溶液中での生理食塩水の希釈に有利になり、最終的にはエンドトキシンの活動を弱める効果をもたらす。もう一つの数値の違いは、灌流液の圧力である。これは私が作成した実施要領では40cm固定であるのに対し（40cmの円柱状の液体が心臓の上に張り出している）、新しい実施要領では80cmに変更されている。ところが、きわめて重要なことだが、ランゲンドルフ装置の「仕様」には、この圧力は40cmでなければならないと明記されている。それから、アメリカ人グループが発表した研究論文(*5)によると、ヒスタミンの場合など、血管の直径に影響する（循環系に影響を及ぼす）製品では、灌流によって得られる結果は、圧力を80cmに増加したときには、圧力が40cmのときの結果を逆転させる効果があることが示されている。さらに、心臓は塩化カドミウムの溶液で実験されているが、これは私の実施要領には記述されていない。

要するに、この報告書の実験の方法では、見つかるはずの結果も見つからないような形で、何もかもが実施されているという感じがする。

にもかかわらず、その生データを調べると、この条件の下でも、注入が終了して15分後、生理食塩水によって生じる被験対象の心臓の心拍出量の変動は平均8.4%であることがわかる。比較のために、コントロールの生理食塩水の変動は3.6%未満である。塩化カドミウムの溶液はというと、これは心拍出量の速度を低下させる試薬なのだが、14.2%の変動を発生させている。最後の変動は、この医薬品の有毒性が高いことを考慮すれば、非常に弱いように思われるが、これはこの装置の感度が不足している証拠になる(*6)。生理食塩水が電磁波の形（分子ではなく）のエンドトキシンによって汚染されているというのが私の仮説であるが、それが摘出心に及ぼす効果は、したがって中立のコントロール溶液による効果と毒性の高い操作溶液による効果との中間点に位置することになる。さらに、この数値は報告書によれば統計的な有意性が高い、つまり偶然にそれらが発生する確率は、きわめて低い（1/1000より小さい）と記述されている。

にもかかわらず、報告書はこう結論している。

「結局、われわれが調査した生理食塩水には（……）、汚染要因が含まれておらず、観察した期間中にはラットの心臓の収縮能の重要な変化は発生しなかった。実験の構成は、標準操作手続きの構成をできるかぎり忠実に再現したが、ただし本報告書の冒頭で詳述した2つの条件が設定されている。注入が終了した後15分間に生じる心拍出量の10％未満のわずかな低下を考慮に入れると、この生理食塩水が心拍出量に及ぼすささいな効果を完全に除外することはできない。この効果の実在性を立証するにも、無効だと断言するにも、さらに一連の実験を実施して、より長時間にわたって観察することが必要である。しかしながら、この実験の現段階においては、心拍出量の10％に満たない小さな低下は、それが先験的に特に重大な特性を表しているものと考えることはできない」

この報告書とその結論を読むと、その結論が実験の内容とは完全に矛盾していて、唖然とさせられる。確かに、ラットの心臓の心拍出量が8.4％低下したことが、公衆衛生の観点から何を意味しているのか、私も所見を述べることはできない。その一方で、前にも述べたように、この実験結果は、私が推奨した方法論と一致しない方法論を使用して得られたものであることを再度強調するが、「わずかな」という形容は見当違いであると考える。血液の汚染事件がまだ記憶にも新しいなか、私は自分の医師としての義務に従うと同時に、同事件があってから公衆衛生に関連して世間でよく聞かれるようになった「予防の原則」を考慮するなら、私はもう注意を喚起するのをやめようという決心はつかない。そこで、私は手紙でフランス共和国の大統領に連絡を取り、エリザベート・ユベール厚生大臣との会見にこぎつけたが、これもミッテラン大統領の社会問題顧問ルネ・ルノワールによる仲介の労のおかげである（ここに同氏の誠実さと確固とした先見の明を特筆しておく）。厚生大臣との会見は、1995 年 10 月 3 日に行われた。マダム・ユベールの説明は要するに、私の研究の結果が国際的な科学界によって認められるまで、何も措置を取らないということだった。

言い換えれば、フランス共和国の大臣の公衆衛生に関する意思決定は、3 人の調査者が最初にどんな行動に出るかで決まるということである。そして、科学雑誌『ネイチャー』の二つ返事の認可が得られないかぎり、その決定を再検討することもできないのあろう。全く信じられない！

90 年代の半ばから、私は自分の実験には、生理食塩水（脱イオン水 ＋ 塩化ナトリウム） をまれにしか使用しなくなった。その理由は、電磁波の伝播の質という観点から、生理食塩水は脱イオン水よりも効果がきわめて弱いからである。しかし、生理食塩水を使用したときには、依然として心拍出量が急低下し、モルモットの心臓が収縮力を失うか、あるいは完全に停止してしまうという現象が、かなり規則的に現れる。この生理食塩水が体力の衰えた患者の心臓に破局的な効果を及ぼすという可能性は排除すべきではない。この問題について関連情報を心臓外科のクリスチャン・カブロル教授に送付したところ、同教授もまた私に次のように説明してくれた。「私のところでもときどき、手術後に毒性によるショックと似たショックが観察されることがあります、はっきりした説明がつかなかったのですが、あなたが提供してくれた説明が正しいのかもしれません。この問題はぜひもっと深く追究し、専門家からなる委員会を制定し、はっきりとした解決策を見つける必要があります」[*7]。クリスチャン・カブロル教授がLNSの報告書の奇妙な結論に満足したのかどうか質問してみたいが、いまだにその機会がないままでいる。

解決策の手がかりはいくつか考えられるが、その一つは乳児の突然死である。これまでの事実によれば、そうした突然死は乳児が軽い感染症状を示すか微熱を出した数日後に発生することが多いということである。患者が死亡する前に生理食塩水の点滴を受けていないかどうか確認すれば、おそらく有用な手がかりが得られるだろう。

私はここで、なおざりにできないと思われる公衆衛生に関する問題を提起しているだけにすぎない。私はそうした問題の解決策を見つけるために有用であるかもしれないデータを所有している。しかし、これも同様にみんなが完全に鼻であしらっているという不愉快極まりない印象を受けている。というより、もっと悪く、科学界そのものがこの事件を詳しく検討したくないようである。検討することで、水の分子中に電磁気的な痕跡が残される可能性があるという私の仮説の有効性が確認されることを望んでいないのかもしれない。

いつかある日、この事件が明るみに出たなら、彼らに提示されていることを見ようとしなかった人々は、そのことが科学的および司法的な次元で何を意味するのかを理解することになるだろう。

原　注

*1：脱イオン化の操作はわかりやすくいうと、自然の状態の水に含まれている種々の塩を、樹脂製フィルターの中を通過させて、水を純化することである。

*2：暗に血液の感染事件を指している。

*3：この製薬会社は従来の形をした（分子の）エンドトキシンによる汚染の可能性についても同社独自に調査を実施したが、その結果は予想していたとおり否定的であった。

*4：詳細は第8章を参照。

*5：『FASEB Journal』, 1987.1, pp.308 - 311,「Pressure - dependent vasoactive effects of histamine in the coronary circulation」, G. F. Merrill, Y. H. Kang, H. M. Wei, H. Fisher 共著。

*6：1997年秋、私の研究室で、ランゲンドルフ装置の下でモルモットの摘出心を、報告書に記述されているのと同じ含有量の塩化カドミウムの水溶液で潅流した。その反応は即時、つまり心臓の停止であった。

*7：1993年2月12日付の書簡。

第8章
首を賭けて

1993年は年明けから、ある悪い知らせで始まる。インセルムによって承認されるユニテ200の予算の割り当てが、1992年の額と比べて42%も減らされているのである。おまけに、私のユニテ200ときたら執行猶予で生き延びているようなものだった。1982年にフィリップ・ラザールによって制定された規則によれば、インセルムのユニテの寿命はすべて長くて12年と決められていて、その期間が満了すると、ユニテの科学的な生産性の質的評価が実施される。この評価が開始される時点は、ユニテが閉鎖されたときか、新しい組織編成か似たような編成での刷新時である。刷新するという考えはそもそも悪いことではない。なぜなら、それは研究者を公務員化した見返りであり、非生産的な部門の永続的な存続（ad vitam aeternam）につながる自動更新を避けるという目的をもっている。そうした部門は事なかれ主義で毎日を過ごし、やがては分不相応の年金を支給される多数の非研究職員によって占められ、管理されているからである。現実には、このような刷新は曲解され、これまでロビー（圧力団体）によって科学的な標準化の手段として利用されることも多かった。各部門が非常に強力なロビーのメンバーによって牛耳られ、支配的なテーマだけが優遇されると、それらの部門は“拍手による承認”だけで継続更新され、そうして昔よく焼かれたパンのように膨れ上がっていく。そうしたテーマから外れている部門はというと、まず閉鎖はほぼ確実である。

ユニテ200の場合、評価の手続きからすると、存続の見込みは全くないだろう。まず、ある部門が再編成されるためには、その部門内に教授資格のある研究者が最低4名いて、うち2人がインセルム所属でなければならない。そして、1992年には私の部門には、この資格のある研究者が2名しかいなかった。インセルム所属ではなくCNRS所属の免疫学者のヨレン・トマ、それに私である。80年代には、教授資格のある研究者が10名いたのである。この頭脳流出の理由はいたって簡単である。一部の研究者がこのユニテを見限ったのは、自分の名前と研究が私の研究と結び付けられることを恐れたのである。かねてよりインセルムの選抜試験の受験者の何人かが、びっくりするような慣行の犠牲になっていた。90 年代の初め、ユニテ 200 で一人の獣医研修生が免疫学の博士論文のための研究に従事し、ついでハーバードで 2 年間過ごした後、インセルムの選抜試験を受験した。書類審査では「手違いで」最優秀の評点を得たが、あとから基準点ぎりぎりに格下げされた（7 人だけが受け入れられ、彼は 8 番だった）。偶然の一致——彼はユニテ 200 への配置を希望していた。彼はその翌年の選抜試験で、インセルムの配属希望先をサン・ルイ・グループの傘下にあるマルセイユの部門に変えたところ、またまた偶然のごとく採用された。同じ年、私のところの学生 3 人がこんなふうにしてインセルムに採用された。これは、ユニテ 200 で施されている教育の質が、いかに高いかという輝かしい証明である。もっとも、採用はされたが、ユニテ 200 以外のほかの部門に配属されてしまった。

1992 年、フランス国立科学研究センターの研究部長で、トゥールーズ・チームに属して毒物学を専門にしている研究者が、私のユニテへの配属を希望してきた。同研究センターの生命科学部門の部長は、その研究者にはっきりとこう答えた。「君はどこでも好きなところに行ってもいいが、ユニテ 200 だけはだめだ！」。ユニテ 200 が鳴かず飛ばずでいるのは、こういう理由からである。だから、私のユニテに教授資格のある研究者が不足しているのである。まるで、声帯を切られ、唇を縫い合わされ、3 重の猿ぐつわをかまされているようである。

こういうわけで、1993 年の予算締切日の数か月前、新たな研究プログラムをもってしても、ユニテ 200 の継続を願い出ることなど考えも及ばない状態でいた。このままでは、インセルムの所長は、ジャーナリストたちの前で、神妙な顔つきで、手を胸に当てて、まことに遺憾なことですが、ユニテ 200 の更新は継続できません。というのも、部門の長からの申し出がなかったからです……ということになる。全く、でたらめもいいところであるそこで、部門の研究のうちで少なくとも従来の薬理学の領域に属する研究だけでも救いたいと思い、ヨレン・トマと私はその要望を別の形の申請書に作成し、管理当局を最後の砦まで追い詰めることにした。ヨレンは国立科学研究センターの研究者数名とともに、若年養成協定（CJF）の申請書をインセルムの総務部長宛に郵送した。この手続きは一般に新しいテーマに取り組んでいる若い研究者によって利用され、正式な研究部門の創設は認可されないことがわかっているときの措置である。このCJFが認可されれば、25万フランの活動補助金が授与される。この協定の有効期間は3年間であるが、延長することも可能である。このCJFに記述する自分の研究プロジェクトの一環として、ヨレン・トマは2つのテーマからなる主題系を作成した。一つは、従来の免疫学に関するもの（PAF、アレルギーの化学伝達物質）、もう一つは、人間に対する環境起因の攻撃、つまり鉛のような金属によって発生する汚染、また低周波電磁場に曝露したときの生体への影響などに関するテーマである。この最後の点については、分子信号の電子的な伝送に関するわれわれの研究を周波数帯ごとに再実施することが可能になる。

このCJFの申請書の審査のために、インセルムは委員からなる調査チームをユニテ200に派遣し、新しい研究プログラムの価値の評価に当たらせることを決定した。この評価のためには、伝送の現象、物理現象、非生物現象に関する知識も必要になるので、インセルムはノーベル物理学賞を授与されたばかりの物理学者ジョルジュ・シャルパックにこの調査チームへの参加を要請した。

シャルパックが研究所に来るという知らせは、私たちにとって願ってもないニュースであった。自分たちの研究をやっと著名な科学者、それもオープンな精神の持ち主だという世評の高い科学者に見てもらえることになったのである。

この調査チームの来所に備えて、私はある1つの考えを思いついた。シャルパックと同じく物理学者で、コヒーレント・ドメイン理論を唱える研究者のエミリオ・デル・ジュディチェとジュリアーノ・

プレパラータの招聘である[*1]。この機会に、彼らの水の電磁波特性に関する学説を説明してもらいたいと思ったのである。その学説は、私の実験で観測された現象の解明の糸口となるものである。私はインセルムの所長に、この二人を招聘する許可を求めた。所長のフィリップ・ラザールは、きわめて形式的な手紙で、管理規則では、この種の招聘が明確に禁止されているということを通達してきた[*2]。不可解なことだ！ ホメオパスではなくて科学者がせっかく私の実験と両立する学説を説明する気になっているというのに、インセルムはその学説を理解したくないというのである。私はイタリアの物理学者の業績に関して、いくつかの文献をノーベル学者のシャルパックに送ってもらうように手配したのだが、同氏がジュリアーノ・プレパラータに連絡を取って、彼とコヒーレント・ドメイン理論について話し合うことに応じてくれたことを知ってうれしく思う。

1993年4月21日、インセルムから調査チームが来訪する日である。ミラノの研究者の学説は、ミッシェル・シフが行った短い研究発表で取り上げられるだけである。彼は専門が物理学であり、シャルパックが率いる学派の旧門下生である。私はシャルパックの対応にがっかりした。彼の説明によれば、問題の学説に関して、ピエールジル・ド・ジャンヌの意見を聞いたということである。

同氏はさらに別のフランス人物理学者の意見を求めたところ、その学者はこの学説は、「全く価値がない」と答えたということである。万事休す！

非常に残念なことだが、この時点より、我チームに対するシャルパックの態度が、きわめて慇懃無礼になったのが明らかだった。また、短時間ながらも議論がもたれたときに、イタリアの物理学者の学説は手の甲で払いのけられてしまったが、そこで私は1920年代の初め、フランスの物理学会がアインシュタインの理論の受け入れを拒否したことを、シャルパックに言わずにはいられなかった（彼の相対性理論は異端とはいわないまでも、あまりにも型破りであると判断された）。

午前中の一部がユニテの研究の審査と管理上の種々の質問の時間に当てられた。その合間に、ヨレン・トマがシャルパックとちょっと言葉を交わしたのだが、それは次のような会話だった。

「この問題の“伝送”の実験は､うまくいくと考えているのですか？」ノーベル賞学者は彼に質問した。

「はい、そう考えています。事故がないかぎり、通常は非常にうまくいきます」ヨレンが答えた。

「これには利害が絡んでいますね。うまくいかなければ、あなたがたはおしまいですから」

その日、調査チームとジョルジュ・シャルパックは、伝送の実験に熱心に取り組んだ。われわれは水が入った試験管20本を彼らが自由に選べるようにした。彼らは、1つの実験室に閉じこもって、そのうちの4本を選んだ。そのうちの1本が、溶液が入っている伝送源の試験管から情報を受け取ることになる（伝送の操作はシャルパックと調査チームが実施し、われわれは同席しなかった）。ほかの3本の試験管にはコントロールの水が含まれることになる。その後、シャルパックは試験管に記号を付けた。情報を受け取った水が摘出心に及ぼす作用のおかげで、私は受信側の活性のある試験管とコントロール用の試験管とを間違いなく見分けることができた。生理食塩水は4つの心臓でテストされたが、摘出心は申し分のない反応を示した。情報を受け取った水を摘出心に灌流している間、心拍出量は20%から実質的に100%にまで変化したのである。実験の最後に、“本物の”オボアルブミン溶液が灌流された摘出心の反応は、これとほぼ同じであった。摘出心のこのような優れた反応は疑いもなく、季節が春だったせいだろう。春には動物の感作が非常にうまく機能するのである。

それまで高飛車で皮肉っぽい態度をとっていたシャルパックが、この結果に激しく動揺したように思われた。符号づけした記号の判別が終わるころ、シャルパックの顔色は青ざめ、われわれがいた建物からしばらくの間、出ていくほどだった。気分が悪くなったのではないかと心配したくらいである。そして、頭のなかには「ベンベニスト、シャルパックを打倒」という新聞の大見出しが浮かんできた。後でわかるのだが、実際に起きたのは、むしろこの反対である。

「もし、それが真実ならば、これはニュートン以来の大発見ということになる」クラマールに来所するしばらく前に交わした電話の会話でジョルジュ・シャルパックは笑いながら、私にこのように胸中を打ち明けた。この言葉は1つの絶対的事実であって、それ以外の何も表していないが、ノーベル賞学者が発した言葉だということで、おそらくいろいろトラブルのもとになるだろう重みをもっている。なぜなら、私がシャルパックのユニテ200訪問の成果を質問されたとき、実験が成功したことを伝え、成功をこの言葉に結び付けるからである（電話での会話の状況がわかる形で）。そして、この物理学者は、私がそのような内輪話をすることで、同氏の絶対的な指示をひけらかしたいのだという受け止め方をしたのである。確かに、私が一般世間に対して、「シャルパックが私に、これはニュートン以来の大発見だと言って支持してくれました」と主張したというのなら、そのような受け止め方をしても当然だっただろう。しかし、実際はそうではない。私はいつも「彼の」条件付きの言い方を守り、彼はただ1回だけ実験に立ち会ったと正確な言い方をしていた。

シャルパックはインセルムに提出する報告書のなかで、彼が立ち会った伝送実験に関して肯定的な結果に言及し、パリ市立工業物理化学高等専門大学（l'ESCPI）とユニテ200との間で協力して、この現象をさらに深く研究することを提案している。私は、彼ほど著名な科学者、しかも物理学者でもある人の支持は、自分の研究の重大さを認められるためには、とても貴重であることを自覚していたので、この好機に飛びついた。ところが、この協力を具体化する段になって、彼の有名なニュートンに関して言ったことがわれわれの間でちょっとした口論になった。そのせいで、私は彼とそのチームの見ている前で、自分の実験の再現可能性を実証するという大きな苦しみを負うことになった。おそらく、科学アカデミーのような学術界の圧力もあって、シャルパックは私のようなアウトサイダーに落ちぶれた人間の巻き添えになるのが、どんなに無鉄砲で、地位にそぐわないことかを理解するに至ったにちがいない。

その後まもなく、インセルムのユニテであるコーチン病院において、一連の伝送実験の実施が計画された。シャルパックはそれに立ち会うことを断ってきた。それでも、彼は自分の共同研究者である物理学者を何人か派遣してきた。それらの研究者がコーチン病院で立ち会った実験の結果は満足のいくものだったが、このシャルパックの共同研究者と、実験を指揮した物理学者ミッシェル・シフとの間に、ちょっとした事件が発生した。共同研究者たちが一部始終に立ち会うことになった唯一の実験で、彼らはときどき機械装置に背中を向けて、私をはじめほかの人々と、科学分野での不正行為に関して一般的な疑問を話し合った。ミッシェル・シフはそれに我慢がならなかったのである。そこから私が本当の原因を正確に理解できないような1つの誤解が生じた。つまり、シャルパックの研究者たちは、シャルパックに提出する報告書のなかで、ある仮説を提起しようとした。その仮説によれば、私の取り巻きのなかに不正を行う人々がいて、実験の結果を「改変する」というのである。この実験のリーダーであったミッシェル・シフは、この不正行為の首謀者として選任されているという感じをもったのである。彼はシャルパック宛に憤慨した手紙を送り、その返信としてノーベル学者の共同研究者たちから一種の言い訳の手紙のようなものを受け取った。

この予期せぬ出来事のせいで、私とシャルパックとの関係に漂っていた緊張感が一挙に高まった。この議論は数か月にわたって延々と続けられた。説得力のある実験を新たに開始するためには、ノーベル賞学者がクラマールに来所した後、1年間待たなければならなかった。そうこうするうちに、シャルパックが私の研究の検証に従事することには同意しないと宣言し、また「私が自分の頭を断頭台に置くこと、つまり実験を物理学者にとって満足のいく制御条件の下で実施すること」を承認するように求めてきた。読者は「頭を断頭台に置く」という表現に気づかれただろうか。異端審問の焚刑は遠からずというところである。シャルパックが自分のノーベル賞受賞対象となった業績が、そのような方法で検証されなければならないと通知されたとしたら、彼がどのような反応をするか見てみたいものである。

私たちが合意に達した実験の実施要領は次のようなものだった。蒸留水の入った試験管とアセチルコリン（心拍を変える作用のある神経伝達物質）とオボアルブミンの希釈液の入った試験管を、パリのヴォークラン街にあるパリ市立工業物理化学高等専門大学に置いておく。増幅装置による伝送の実験は物理学者たちによって、1つまたは2つの試験管に連続して実施される。シャルパックと共同研究者は続いて、活性のある溶液の入った試験管とコントロール試験管を番号によって符号づけする。その後、私が試験管を回収し、クラマールに輸送し、摘出心の灌流装置の助けを借りて試験管の特定を行う。次に、私が得られたデータをシャルパックのチームにファックスで送信する。

盲検法による実験は実際には、1994年3月になるまで開始されなかった。諸装置の調整に手間どったからである。私がl'ESCPIに設置した伝送装置の調整には、細心の注意が必要であることがわかる。どうも同大学の背景電磁場が、われわれの装置の機能に干渉しているようであった。大学には多数の電気装置があり、私が調査している電磁場よりも明らかにずっと強力な電磁場を発生させる。

準備のこの段階で、そして実験期間中も、周囲にはきわめて重苦しい雰囲気が漂う。シャルパックの共同研究者は私たちに対して、誠実さと好意を示してくれるが、ノーベル賞学者の立ち居振る舞いは相変わらず人を見下すような態度である。あまりに横柄な態度なので、私は彼のテーブルに相席して、実験の実施要領について話し合ったり、物理学の質問について彼の知識をあおいだりする機会を見つけることができなかった。そのうえ、自分がまたも科学界の慣例の範囲から逸脱するルールに従っているという自覚があった。これまでに自分のチーム以外のチームの協力の下に、盲検法による実験がすでに実施されているというのに、外部の科学界の権威の監督の下に、何度もこの実験の再現を求められるという状況に陥っている。ただ、私にはこれ以外の出方ができないのも事実である。

もう一つのハンディは、試験管の符号づけが、シャルパックのチームだけで実施されていることである。私は全く何も口出しできないし、符号づけに不正があるという可能性に対して何も防止策を取れない。そうしたたぐいの間違いが入り込んだとしたら、活性溶液から送られる情報を受け取った溶液の特性と、それがモルモットの摘出心に及ぼす効果との間に認められる歪曲は、必然的に私の仮説の１つの弱点として解釈されてしまうことだろう。

シャルパックは伝送の実験には、まれにしか立ち会わなかった。そのとても珍しい機会の一つで、ノーベル賞学者が姿を見せていたとき、たまたまインセルムの研究部長である統計学者がその場に居合わせた。私はその統計学者とは面識がなく、一度だけ電話で短い会話をしたことがあるだけだった。試験管の符号づけを行うのは彼であった。シャルパックは、その統計学者と私が結託しているのではないかと疑ったらしく、廊下を通りがかった秘書をつかまえ、彼女に符号づけをやり直させた。それで、またも混乱の原因が加わる。符号化は一見簡単そうにみえる操作である。ただ“単に”一連の数字と、一連の文字、人の名前または動物の名前に関連づけすればいいのである。といっても、数字と記号の割り当てを担当する人間の経験不足または緊張感のせいで、間違いが入り込んだ例は数多く、担当者が科学者であっても何ら変わりはない。前にも述べたが、特に「私の首が賭かっている」この伝送実験に関していえば、緊張が原因で間違えるという危険性は非常に高い。シャルパックがインセルムの符号づけの担当者を外したのは、先入観を優先させる行為である。彼は伝送と試験管の符号づけは、私の同席する場所で実施されるべきではないことを、はっきりと意志表示したのである。彼はまたアルフレッド・スピラの参加にも前もって異議を申し立ててきた。まるで、ハンセン病[※1]にかかったベンベニストと“3か月以内に握手をした人間”はお断りと言わんばかりである。

実験スタート！

1994年の3月から7月までの間に、18回の実験が実施された。実験のたびに、l'ESPCIの物理学者が3本ないし6本の試験管を私に託してきた。私はそれを自動車でクラマールに運び、そこで伝送の対象となった試験管を特定しなければならないのであった。

最初の実験から、符号化の方法がだんだんと私には伝わってきたが、何となくおかしなところがあるのに気がついた。まず、結果を解釈できない、あるいは使いものにならないという状況が、何回か発生した。試薬を物質的に有効な分量にしても、摘出心が全く反応を示さない、あるいは有意性がないレベルの反応しか示さないのである。このような結果が出るのは稀有というわけではない。臓器の感度は1年の時期によって変動するからである。しかし、その頻度が意外なほどずっと高いのである。実験のうち数回では、コントロールの溶液によって摘出心が反応を示す一方で、アセチルコリンとオボアルブミンの情報を受け取る側の溶液には全く何も反応を示さないことがあった。

以前には、このような結果の“逆転”現象は、クラマールで実施された実験でも、重要でない程度で発生したことはある。そのときは、それが主として符号づけの間違いに属するものとして、さほど注目しなかった。だが、今回の結果では、逆転の頻度が非常に激しい。おまけに、タイミングが悪い、きわめて悪いとさえいえる。私はシャルパックとの関係が冷え切っているにもかかわらず、今回の共同実験に大きな期待をかけていたからである。

受信側の試験管に伝送される情報は、仮説によれば電磁波の特性をもっている。したがって、私は試験管の間で発生する電磁波による“汚染”の可能性、つまり背景電磁波の伝播、もっと正確にいえば、自然発生的な電磁波の伝播によって、情報を受け取る試験管からコントロールの試験管へ、分子によって発せられる信号が伝達されるという可能性について自問してみた。確かに、私は肯定的な結果だけにしがみついて、失敗したその他の実験に対しては、このような背景電磁波による妨害という説明を何とかこじつけようとしているのだと非難されても仕方がないところがある。シャルパックはその機会を見逃さないだろう。しかし、私はそういうつもりではない。何回も反復して規則的に、活性のある試験管が何も作用を及ぼさず、コントロールの試験管が肯定的な作用を及ぼすという場合、その実験の結果は間違いであるとか、実験は“失敗”であるとか、頭から決めつけることはできない。つまり、18回にわたる一連の実験で、この自然発生的な伝播が11回も発生しているのである。

L'ESPCIと共同で行われる今回の実験での必要機器として、試験管は自動車でヴォークラン街とクラマール間を輸送されたが、互いに接触して並べられ、特に何も保護が施されていなかった。つまり、試験管は太陽光線をはじめ、さまざまな放射の対象となる可能性がある。このような条件が、活性の無制御な伝播に有利に働いたということはありうる。この現象を解消するために、私は試験管を隔離・保護する装置をつくり上げた。輸送の段階で、低周波を遮断できるミューメタルと呼ばれる合金製のシリンダーに試験管を入れ、さらにそれを非常に厚いアルミ箔で包んだ。それから、水を張ったバットにシリンダーを入れて輸送することも試してみた。この方法もまたある種の電磁場に対する隔離物となる。こうした措置にもかかわらず、現象の逆転は一連の実験の終わるまで、つまり1994年7月まで発生し続けた。

合計18回に及ぶ実験の符号づけのうちで、試験管を正しく特定できたのは3回、不確定な結果が得られたのが2回（心拍出量の変動のパーセント値が有意性をもたない）、全く何も結果が得られず、試験管の1本が紛失したのが2回である。残りの11回の実験では、逆転した結果が得られた。情報を伝送された溶液で、被験対象の臓器に何も影響が現れないのに対し、コントロールの溶液で、アセチルコリンとオボアルブミンの情報を伝送された溶液で生じるのと同じような効果が発生した。シャルパックのチームは次のように結論した。19回の実験のうち試験管の符号化を正しく特定できたのは3回、19回というのは、18回の実験のうちの1回で、情報が伝送される試験管が2本あったからである。となれば、これは偶然の所産である。したがって、伝送の実験は失敗である。一見したところ、科学者でない人間にとって、この分析は論理的であるように思われる。もう一度繰り返すが、実際には、これは常識からずれた結果なのである。18回のうちで11回も、ただの水がモルモットの摘出心の心拍出量を統計的に有意な程度に変動させた。18回のうちで2、3回ならば誤差の許容範囲内といえるだろうが、11回（3回の実験で2回の割合）というのは多すぎる。この割合は偶然の所産あるいは操作の間違いにしては大きすぎる。真摯な科学者ならむしろ、この結果の背後には、まだ認知されていない未知または既知の現象が隠れているのだと結論すべきである。それほど真摯な科学者でなくても、公衆保健衛生に関心があり、心臓血管の病気の罹患を心配する科学者ならば、l'ESPCIの構内にただちに心臓病患者のためのプールを設置するように要求すべきである。そこは世界中でただ一個所、水が心拍出量を変動させるというユニークな場所なのだから。

私はといえば、損得勘定を抜きにして、これほど奇妙な結果をこのまま受け流す決心がつかない。そこで、この自然発生的な伝播を除去する方法を探しながら、実験を再開することにした。この新たな一連の実験は全面的にクラマールで実施することになった（伝送と灌流－特定）。まず、伝送の実験は連続的に行わず、試験管を1本ずつ分けて行うように注意する。そして、情報を受け取った水の入った試験管は互いに隔離し、コントロールの試験管と隣り合わないように配慮した。

実験では操作上のトラブルを注意深く観察し、コントロール溶液に対する電磁波の伝送に関して、ほかの原因を見つけることができるようにする。こうしてようやく、高希釈溶液に関する実験（完全に諦めたわけではなかった）を実施することになり、一人の技術者が摘出心に灌流液を注入するための２本の注射器をいっぱいに満たした。その１本にはホメオパシーの顆粒が含まれている。つまり、高度に希釈されたアセチルコリンの水溶液である。もう１本はコントロールの水である。技術者は昼食を取るために実験室を離れ、ランゲンドルフ装置（摘出心）への溶液の注入は食事から戻ってからにした。２回の灌流の後で作成したデータによれば、水のほうは心拍出量を変動させているのに対し、高度希釈のアセチルコリンの水溶液は何の効果も及ぼしていない。このはじめてのデータが示す逆転現象に、われわれがまず考えたのは、技術者が昼食の中断のせいで２本の注射器を間違えたのではないかということだった。ところが、手順をどんなに慎重に実施しても、この逆転現象が繰り返し発生するので、別の説明を考える必要にせまられた。この実験で必要な構成として、２本の注射器は電磁石と電気モーターが装備された金属製の電子注入装置の上に置かれていた。これはわれわれが１本の注射器の活性が支柱を経由して他方の注射器に伝播されるという仮説を考えつくに至ったからである。この自然発生的な伝送という仮説は、ある補足的な検証によって確認することができた。背景電磁波の伝播によってアセチルコリンの信号情報が伝達されたと推測される溶液に、別の試薬、つまりアセチルコリンの効果を固有な形で抑制するアトロピンを加えたのである。結果は決定的だった。溶液中にアトロピンが存在するときは、摘出心が反応しないのである。ところが、アトロピンを含まない同種の溶液は、心拍出量を変動させる。このとき以来、われわれは別のシステム中の活性が自然発生的な伝播をすることを確認してきた。これはおそらく、分子活動に固有の現象と関係しているはずである。つまり、分子の信号が、その間に介在する水の分子によって徐々に伝播していくのである。今日では、この信号はキロヘルツ単位の波からできていて、その波が電波と同じような種類であることがわかっている。電波が壁を突き抜けて伝播することに異議を唱える人はいない。

1994年の後半期、実験の結果が再び以前に得られた結果と一致するようになる。私はシャルパックと彼の共同研究者たちに、このデータの移り変わりについて情報を提供し、以前にぶつかった問題を考慮に入れた新しい実験実施要領を提案した。さらには、試験管の輸送の段階を回避し、結果の情報交換を簡単にするために、l'ESPCIの建物内にランゲンドルフ装置を設置することまで考えた。

1994年12月、ジョルジュ・シャルパックからの私宛の手紙のなかで、彼は次のように断定している。自分の考えでは、1994年の3月から7月の期間中に得られた結果は、「単なる偶然による効果から予期できる結果と適合する」彼はまた、私の共同研究者の間で不正行為があるという憶測と、高希釈溶液と伝送に関する私の研究の全部が無意味であり、人為的なでっち上げだというという憶測を述べていた。そして最後に、「自分の研究チームと何らかの共同研究を行ったことは決して言わないようにしてくれ」と私に要求していた。

私がクラマールで引き続き実施した実験では、徐々に満足のいく結果が得られるようになったので、そんな手紙を受け取ったにもかかわらず、結果をl'ESCPIに知らせ続けた。しかし、シャルパックと彼の研究チームは私の懇請には返事をくれず、返事があっても無愛想な調子であった。たとえば、われわれの関係の終わりを意味する1995年7月の手紙がその好例である。

「また同様に興味深いことは、あなたが自分の有利に働くような記事を信用し、実験の失敗を説明するためにきわめて珍奇な（baroque）理由を見つけていることです。

あなたは奇想天外（grotesque）な記事に重要性を認めています。たとえば、『Journal of Scientific Exploration（科学探求ジャーナル）』（以下『科学探求ジャーナル』）誌に2人のロシア人が書いた「人間の意識が水の構造に与える影響」と題する記事があります（……）。この記事はある個人が近くに存在することが、水の物理パラメータに影響を及ぼすことを論証しています。そして、あなたは科学界がこのような事柄に夢中になるように勧めているのです。

あなたはまた私たちのところにイタリアの大学教授で理論物理学者の書いた文献も送ってきました。私はその文献をフランスの最も優秀な理論物理学者数人に送って分析してもらいました。彼らの意見では、そのばかげた仮説はとんでもない誤りだということです。しかし、それが99%まで物理学者の不可解な言葉で書かれているため、その好意的な励ましによって、あなたが騙されたのも無理ないことだと理解しております」

ジョルジュ・シャルパックのこの考察は、多少のコメントが必要である。第一に、私が自分に有利になるような記事を好み、それを頼みにするという点は潔く認める。ある1つの記事が反論しているからといって、10年以上も前から関与している研究を終わりにするような研究者の例を1つでも見つけることは難しいように思われる。私の研究の反論を述べた記事に関しては、時間を取って読む努力はしているし、それに受けて立つこともある。

次に、珍奇な理由というのは何のことを言っているのか説明をしてもらいたいと思う。個人的には、この言葉が科学的にどういう意味をもつのかわからない。

もう一つ科学的な用語に属さない言葉として、「奇想天外な」という形容詞がある。この言葉は、『科学探求ジャーナル』誌に掲載された記事を一刀両断に反駁するために使用されている。その名前からわかるように、この雑誌の目的は科学の分野で、ときには奇抜に思えることもある新しい次元を探求することにある。編集長のピーター・スタロックは、スタンフォード大学（そしてオープンな精神）の天体物理学の教授である。同記事(*3)の目的は、まずなによりもロシア科学アカデミーの会員によって行われた一連の実験の発表である。この実験は、レーザー光線を照射した水が、装置の近くにいる特定の人間によって誘導される変動を受けることがあることを明らかにすることである。コンピュータ化され、自動化された計測によって、研究者たちはある瞬間に、その装置の近くにいた人を見分けることができる。その人の存在によって生じる変動の種類からわかるのである。そのような記事を読んで、驚嘆する権利は誰にだってある。私もその一人である。その結論を一人の科学者が手の甲でさっと一掃していいものだろうか？ このなりふり構わない傲慢さに満ち満ちた全体主義的な態度は、長期的な視野に立てば科学の終焉、少なくとも研究の終焉を意味している。

最後に、ジョルジュ・シャルパックはイタリアの物理学者ジュリアーノ・プレパラータのコヒーレント・ドメイン理論（分子は互いに電磁気力を作用させあっている）に関する論文に触れている。彼は決定的に否定的な評価をしているが、どうもこの論文を読んでもらった同僚が彼に伝えてきたコメントに影響されているようである。というのは、この 1992 年のノーベル物理学賞を受賞したノーベル賞学者は量子力学の論文を読むために必要な理論物理学の知識を持ち合わせていないように思えるのである。この点に関して、私は 1 つの矛盾を指摘しておく。この論文を読んだ物理学者たちはどうして、その根本となっている仮説がとんでもない誤りだと考えたのだろうか？ そこに使用されている言葉が 99％までが彼らにとって不可解であるというのに(*4)。

さらに、私が気づいたことは、2､3 人の例外はあるものの、フランスはプランク、シュレーディンガー、ハイゼンベルクに匹敵するような理論物理学者を生んでいないことである。フランスの量子理論に対する貢献は皆無に等しい。こうしに違反して、『Physical Reviews Letters』誌に掲載された理論を頭から跳ねつける物理学者の意見に、た背景からすれば、相反する見解と議論を戦わせることもなく、したがって学術界の規則どれほどの価値があるだろうか？ この科学誌は物理学の世界では一流の雑誌であり、アメリカ物理学会の正式な機関紙である。この科学誌の審査員と編集者は、プレパラータの論文も、デル･ジュディチェの論文も、珍奇で、奇想天外で、不可解であるとは考えていないからこそ、論文の掲載を拒否していないのではないか？ すべてがお笑い沙汰というか、むしろ泣きたくなるくらいである。これはいうならば、20 世紀の初めから目立ってきたフランス科学界の退廃にほかならない。

最後に、ジョルジュ・シャルパックとのこのような不幸な「共同研究」について述べると、私たちの関係は時の経過とともに、最初の慇懃無礼さが、軽蔑に変わり、次に明確に敵対的な態度へと変化していった。私がうれしく感じた二人の交流は、自分が期待していたような本当に科学的な協力のレベルに達することは決してなかった。そして、この物理学者がオープンな精神の持ち主だという世評は、私の個人的な意見にすぎないが、事実の試練にさらされ、もろくも崩れ去ってしまった。

原　注

*1：第 6 章の p.104 を参照。

*2：ラザールはまたこの同じ手紙で、電磁波の形をしたエンドトキシンによって汚染された生理食塩水に関する私の研究結果について、調査チームの免疫学専攻のメンバーの前で、何も言わないようにと口止めした。

*3：科学誌『Journal of Scientific Exploration』, 1995, vol.32, pp.3-10, 「Human Consciousness Influence on Water Structure」, L. N. Pyanitsky et V. A. Fonkin.

*4：物理学者のうちで、この論文を不可解とは感じない 1%の物理学者のリストを知りたいものである。そうした人々との科学上の意見の交換は、今後の私の研究にとって非常に有益であるだろう。

編集者注

※1：ハンセン病は、握手しただけでうつるなどということはありません。

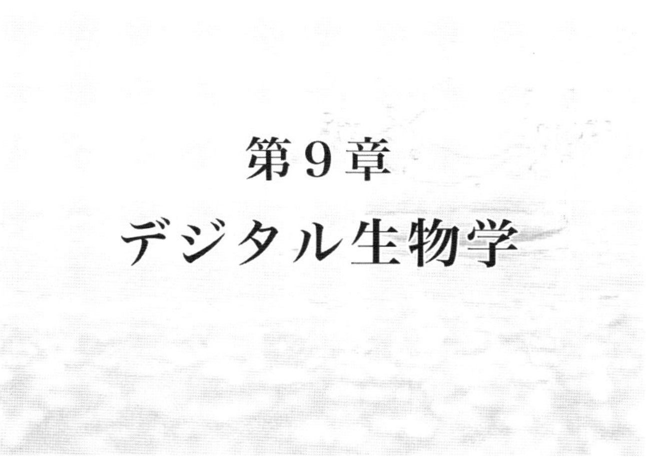

第9章
デジタル生物学

1993年12月、ユニテ200は正式に閉鎖された。同僚のヨレン・トマが作成したインセルムに提出した若年養成協定（Contrat Jeune Formation、以下CJFと略記）の要請は、承認されなかった。1993年春に科学委員会によって実施された部門評価の報告書（シャルパックの訪問後）では、CJFプロジェクトに全面的に反対というわけではなく、部門を構成している“従来の免疫学”と環境異変に関する研究（電磁場つまりは伝送の実験）との分離が提案されていた。だが、インセルムの最高決定機関である学術評議会は次のように裁定した。ベンベニストの一派のためのCJFは不要である。

同じく1993年、ヨレン・トマは自分が所属しているCNRSの生命科学部門に宛てて、CJFの研究プログラムと同じ内容のプログラムを盛り込んだ、関連研究の部門の創設を求める要望書を送付した。この要望書も同様に却下された。

ということで年末までに、私たちはユニテ200のある場所を立ち退かなければならないという状況にあった。慣例では、閉鎖後も研究チームは18か月間その場所にとどまることができる。1995年の夏までであるが、同時にインセルムからの活動資金も減額されることになり、部門の段階的な清算が実現される。進行中の研究の継続に支障をきたすということはないという、インセルムの所長が主張していることとは矛盾した措置である[*1]。

私たちはこの便宜上の措置をなるべく長い間、利用させてもらい、それから本館の駐車場に建てられたプレハブ建ての施設に退却することになった。プレハブは80年代の終わりに建てられたものである。もともとは、ユニテ200の拡張施設として、生体内での生理学（動物を使った薬物実験）の研究に割り当てられていた。1995年以降、インセルムが私に提供してくれたのは、この約100メートル平方の場所だけであった（本館の場所と比べて1/4ないし1/5の面積）。そのプレハブに、閉鎖される部門にあったもの一切合財を詰め込まねばならなかった。

1994年からは、資金も不足がちとなり、自分の時間と体力のかなりの部分を研究資金の工面に当てねばならなかった。自分の研究チーム、というより研究チームの残り、すなわち技官2名とボランテイア数名の活動資金を得るための契約の獲得である。1995年度と1996年度は、ブイグ・グループの子会社であり、水の販売・製造を行っているサウル（Saur）の仲介で同グループからと、ホメオパシーの薬を製造している会社ドリソ（Dolisos）からと、計10万フランの補助金を受け取ることができた。1997年度になって、これらの契約は更新されなかった。

それ以後、ホメオパスの世界との関係は、特にアメリカ人、ベルギー人、英国人など数人の医師との個人的な交流だけになってしまう。専門的な製薬会社との関係は遠ざかってしまった。

現在のところ、新たな投資家が私の研究を支持してくれている。特に、アメリカの農業食料品と水を販売する会社と、フランスのある情報関連の会社である。それらの会社は私の研究によって、分子信号の電子的な伝送の分野に新しい展望が開けることに関心をもっている。こうした企業は、生物学的な活動のすべてを遠距離で検知できる（人為的な転送によって）可能性に興味をひかれている。たとえば、食物連鎖のなかを移動していく細菌の検知などである。

私の友人に、本業はスイスの銀行家で、趣味として物理学をたしなむ人がいる。彼もまた数年前から、私を励まし続けてくれている。最後に、小規模ながらも革新的な科学の団体がある。これは私が働きかけて設立した団体で、会員は数百名の医師と研究者から成り立っていて、各自がそれぞれ可能な範囲でこのグループの存続に貢献している。

ユニテ200の管理運営上の閉鎖によっても、私は自分の研究を断念することはなかった。それは2つの試験管の間で分子の信号を電磁気的に伝送するという研究である。1995年以後は、この装置の改善にも取り組んだ。その数か月前に、ホメオパシーの領域で研究を続けているオーストリアの研究者グループが、あるエレクトロニクス関連企業との共同研究で、チロキシン（甲状腺から分泌されるホルモンで、成長の過程で重要な役割を果たす）の電磁気的な特性をCDに記録するのに成功したという話を耳にしていた。その後、彼らはこのCDをオタマジャクシに対して“再生する”ことで、その変態の過程を変えることにも成功したという。この研究者たちの実験は、オランダのユトレヒト大学の分子生物学部門の研究者たちによって再現された。その装置の利点は、分子によって放射されるヘルツ波またはキロヘルツ波の周波数をもつ電磁気的な信号はデジタル化が可能であるということを実証できることにある。ところで、このようなことは、オープンな精神のもち主にとっては、想像もつかないような突飛なことではない。人間の耳が認識できる音波の周波数は、これと同じ周波数帯域に位置しているが、現在ではデジタル化されてCDに記録され、商業化されているのだから。

1995年夏、私の研究室に、サウンド・カード1基が搭載された1台のコンピュータが配達された。すでにマルチメディア用の機器に搭載されているようなカードである。この装置のおかげで私は自分の考えを行動に移すことが可能になった。その装置の構成は次のとおりである。標準的な分量の試薬（アセチルコリンまたはオボアルブミン、心臓が反応する）の溶液を含んでいる送信源の試験管の近くにセンサーを配置する。溶液から放出された信号は増幅された後、コンピュータのハードディスクに転送される。コンピュータはこれを数値データに変換し、ハードディスクに書き込む。この後の実験のために、情報が伝送される受信側の試験管が、コンピュータに接続されたコイルの近くに配置される。この情報処理された信号は再び増幅され、コイルのおかげで波動に再変換され、受信側の試験管に伝送される。次に、この受信側の試験管から取り出された水がモルモットの摘出心に灌流され、その効果が測定される。

私はこの装置のおかげで、検査する各物質によって放出される信号を、前もって明確に記録しておけるので、自分の実験の精度を上げ、効率化することが可能になった。

シカゴのある免疫学者と共同で盲検法を実施することができたのも、この装置のおかげである[*2]。この実験の目的のために、私は彼女の研究所にセンサーならびに蒸留水を送り、彼女の研究チームが信号の記録とデジタル化の処理の全部を実施できるように取り計らった。このアメリカの研究所の研究者たちは、この実験によって得られたいろいろな信号にコードを付け、それをまずディスケットで私に転送し、次にインターネット経由で送信してきた。私の側では、送られてきた各種の信号を、このときを境にデジタル生物学研究所と改名されたクラマールの自分の研究室で特定しなければならなかった。そのために、信号を受信側の試験管に転送し、その情報を与えられた水をモルモットの摘出心に灌流し（ランゲンドルフ装置）、灌流液が心拍出量に及ぼす効果を検証するという手順を取った。

1996 年夏の数か月の間に、私たちはこの盲検法による実験を 27 回にわたって実施した。27 回とも、私はオボアルブミンまたはアセチルコリンによって情報を与えられた試験管に由来する信号と、脱イオン水を含んでいるコントロールの試験管に由来する信号とを言い当てることができた。"デジタル化"されたオボアルブミンとアセチルコリンがモルモットの摘出心に及ぼす効果は、コントロールの水の作用に比べて、きわめて数値が高かった。

もちろん、この種の実験では、その観測結果がどれも一様にうまくいったというわけではない。たとえば、1996 年の末にコーチン病院の生物学者と共同で行った実験の折に記録されたのは、一連の不安定な結果であった。また、ジョルジュ・シャルパックの研究チームと共同で行った実験のときのように、コントロールの試験管の水が"活性"を示すのに対して、活性を与えた試験管の水が全く何の効果も引き起こさないこともしばしばあった。現在のところ、この種の"逆転した"結果の頻度はずっと低くなったが、それは信号の作用がそのときから、モルモットの摘出心の近くに置かれた電気コイルを仲介にして働くようになったからである。この電気コイルの中の分子の特性を示す信号またはコントロールのブランクの信号は、コンピュータから転送されたものである。電気コイルより摘出心に直接、デジタル化された信号を送信することで、受信側の試験管の情報化と灌流の手順をなくすることが可能になった。これでまた間違いの原因の一つが取り除かれる。つまり、試験管の間での自然発生的な電磁信号の伝播と不純な水の雑音効果である。

しかし、間違いの発生源というものは、ほかにもいろいろある。この実験は、バラの花びらがばらまかれたカーペットの上を歩くようなものではない。むしろ、未踏の大地をときには手探りで進むような探検なのである。フランスで支配しているロビー（圧力団体）の固定観念にあるような研究、つまり前もって決められたプログラムの動きに従って結果が予期されるような活動とは正反対である。確かに、ときにはコントロールの試験管がモルモットの摘出心に効果を及ぼすこともあった。だから、どうだというのか？ 背景電磁場が活性のある物質に及ぼす効果については、1つの学問体系ができあがっているといってもいいくらいで、多くの図書館の棚に何冊もの本が並んでいる。私はその全部を読破しているわけではないが、ほかの人もだいたいそんなものである。クラマールでときどき発生したのは、おそらくその種の背景電磁場の影響によるものだと思われる。実験した場所がL'ESCPIやコーチン病院と同じくらい背景電磁場が多くて、実験に干渉したのだろう。科学実験に関しては往々にして、間違いを分析することは進歩の原動力である（ただし、頭の鈍い人と先入観に凝り固まった人を除く）。たぶん、私たちの装置は生物学的な活動に及ぼす背景電磁場の効果を分析するには、感度が抜群なのだろう。これは世界中の至るところで探求され、発展を遂げているテーマである。ただしフランスは別である。フランスで電磁気と生物学という用語を結び付ければ、ただちに学会追放の原因になることがある。

この実験はこれまで科学学会において発表されているが、まだ専門の科学誌に掲載される対象までにはなっていない。その理由は簡単である。私はまだこのテーマに関する記事を提示したことがないからである。私は科学者として“例外的な”立場にあり、そのために私の研究は科学界からは特別な（そして極端に例外的な）扱いをされることを意味している。この点について私は、言われるまでもなくあらかじめ予想がつくのである。科学誌は私の記事を掲載する前提条件として、この実験の全部が別の研究所で再現されることを要求するだろうということを。それだけでなく私は、シカゴの研究チームと共同で実施したような実験を再び試みてみるだけの覚悟はできているのである。とはいえ、良識のある個人なら誰も、アーリアン・ロケットの打ち上げをロモランタンで再現すべきだと要求をするなどということは考えもしないように、私はこのデジタル生物学の実験が場所に関係なく、誰でもが再現できることは期待していない。信号の記録とデジタル化の条件が、私が開発した装置に適合する手順によって実施されることが不可欠である。つまり、研究室の電磁気的な環境が、ほかの装置によって乱されないことが必須である。さらに、この実験の観察は、外部の研究チームの側の平穏で自由闊達な雰囲気のなかで行われなければならない。言い換えれば、“自分の頭を薪割り台”に置いているような状態では難しいということである。

このデジタル・データの伝送（コンピュータ経由の）に関する研究が、まだ正式な論文の形にまとめられていないにしても、分子信号の電子的な伝送の実験は増幅装置 (*3) のおかげで、そのような状態には陥っていない。私の元共同研究者で、CNRS の研究部長のヨレン・トマは、ユニテ 200 の閉鎖以後は、私の研究所にやってきた。彼女は数年間にわたって、多核好中球と呼ばれる白血球を電子的な伝送によって活性化するという複数の実験に取り組んでいる。血液中にあるこの種の白血球は、侵入者（病原菌や細菌）に対してフリー・ラジカル（酸素の誘導体）を放出して、侵入者をことごとく破壊する。その実験とは、発信側の試験管に含まれている PMA（好中球の典型的な活性剤）と呼ばれる物質の活動を、白血球を含んでいる受信側の試験管のほうに、電子的な手段によって伝送するというものである。ヨレン・トマは終始一貫した形で、PMAの電磁気的な信号にさらされた好中球がフリー・ラジカルを放出することを確認した。その反応は強さの点において、かなり低濃度のポンデラル分量（物質的に有効な分量）のPMAが引き起こす反応に匹敵する。この実験は分子遺伝研究所（インセルムのコーチン病院内）で盲検法によって再現されているし、シカゴの免疫研究所でも再現されている。その実験は、私が共同署名者の一人として名を連ね、免疫学を専門的に扱う科学誌『免疫学ジャーナル』に提案した論文草稿の基礎になったものである。この科学誌には、ヨレン・トマも私も、それ以前に約30件の論文を発表しているのだが、その審査員たちが何度も繰り返し、正確さを求めてきた。特に、伝送のための装置と電磁信号の特性についての正確さである。私たちはこの質問に対して、ムードン・ベルヴューのCNRSの固体物理学研究所の物理学者の協力のおかげで返答をすることができた。1997年の夏、その編集長がはじめて返事を送ってきた。申し分けないですが、実施要領と実験は完璧ですが、この論文は信号の正確な物理的特性の正確な記述がないかぎり、掲載することはできません、という内容だった。そのような途方もない要求は、まさに出版と科学に対する検閲のようなものである。まるで、新しい天体に関する記事をどれもこれも、まだ宇宙の仕組みがわかっていないから（実際そのとおりである）という言訳の下に拒否するようなものである。さらに何年もの研究を積み重ねるように要求するのと同じことである。私たちには財政面でも理論面でも、その要求を満たす手段がない。なぜなら、科学誌の審査員の一人も認めたように、電子物理工学は私たちの専門分野ではないからである。さらに、ある論文を参考文献となる科学誌に発表することはほかでもない、研究者たちにわれわれの実験の結果を知らせ、そのような現象が関係している学問分野を専門にしている研究チームの反響を呼び起こすことが目的なのである。1998年3月、同誌はこの論文草稿の掲載の非承認を最終的に通告してきた。

こうなれば、私の研究所、ならびに緊密な関係にある研究チームいくつかが、分子によって発せられる電磁気的な信号の存在を実証するというこの実験の結果を持ち寄って、共同戦線を張ることができる。それでも、好塩基球の脱顆粒反応の実験と同じく、この研究は科学界によって正式に認められていない。デジタル生物学は（この名称はこの研究の総体を指し示すために私が考え出したものだが）、こういうわけで現在のところ、学問分野として、まだまだ周辺部分にある。この生物学の新しい分野を数語で定義するには、どうすればいいのだろうか？ また、それはどういう点で、科学のパラダイムの転換（見かけは多かれ少なかれ、そう思われる）であるといえるのだろうか？

生命というものが、分子間でやり取りされる信号の働きに大きく依存していることは周知のことである。たとえば、人間は腹が立ったときには、アドレナリンがそのレセプターに“命令”を発する。レセプターとは組織中でこのホルモンのメッセージを感知する部分のことである。その結果、心臓の鼓動が高まり、毛細血管が収縮するなどの反応が起きる。このメッセージはこのレセプターに対してのみ発せられる。「分子メッセージ」という言葉は、生物学では頻繁に使用されるが、このメッセージがどんな性質をもつのか、生物学者に尋ねると、質問の意味さえわからないらしく、目を丸くして驚くだけである（非常に著名な人でも）。それは生物学者たちが現代物理学の対極にある完全にデカルト的な物理学に安住しているからである。実際、デカルトの機械論によれば（この理論は発表後すぐ、オランダの物理学者・天文学者ホイヘンスの考えによって反駁された）、最初に物理的な衝撃を与えないかぎり、運動が起きることはない。この時代遅れの理論から出発して、生物学者はそこから次のように演繹した。２つの構造体の間の接触のみがエネルギーをつくり出し、情報の交換を可能にする。私自身も長い間、この信条を受け入れ、受け売りし、それがどんなに不条理であるかを理解しないでいた。人間が何百年もの間、太陽が地球の周りを回っていると信じていたようなものである。だが今、私の見解は大きく変わった。分子は振動しているのである。このことは数十年前から知られている。さらに、各分子に含まれる個々の原子と、化学結合のそれぞれが（原子を結合している点）、1つの固有の周波数の下にいっせいに振動しているのである。この単原子分子または多原子分子に固有の周波数は、電波望遠鏡のおかげで数十億光年のかなたからでも検知されている。生物物理学者はそのことを物質の本質的な物理特性として記述しているが、生物学者は電磁放射が分子作用そのものにおいて、ある役割を果たしえるということを予想すらできない。その結果、どんな生物学の概論にも「周波数」、「信号」（物理学の用語としての意味で）という言葉は見つからない。「電磁気」という用語に至ってはなおさらである。もうおわかりのように、生物学者がこの言葉を使用したら最後、神聖科学庁によって終身刑を宣告されてしまうのである。

ここで注意を喚起しておくが、私がこの分子の電磁信号という理論に帰着したのは、もっぱら実験の過程からであって、突然に考えがひらめいて、「ユレーカ！（わかった！）、分子は振動しているのだ。それは生物作用とりわけ化学作用を支配している一連の事象において、その命令を後に続く分子に伝えるための道具なのだ」と叫んだわけではない。私がたどっていった論理的なプロセスは次の3つの時期にしたがって明確にすることができる。

① 1983年から1991年まで：私の研究は水溶液の中での高度希釈した主試薬の作用が中心になっている。

② 1991年以降：私の研究は増幅装置と電磁気コイルによる信号の伝送に向けられた。

③ 1995年7月：マルチメディア・コンピュータのおかげで、この信号を記録し、再生することに成功した。数千回に及ぶ実験で、われわれは単原子または多原子の分子に固有のあるレセプターについて、そのお気に入りの相手の分子が存在しないのに、その分子に固有の信号を記録したものを再生することで、その分子が実

際に存在するものと“信じこませる”ことに成功した。したがって、レセプターに対して存在するのが分子そのものであるとき、分子は同じように反応すると考えるのは全く当然のことである。つまり、分子はこのレセプターの方向にレセプターが認識することのできる周波数を発する。

この実験の成功の要因はコンピュータの助けを借りて実施したことが大きいが、そのサウンド・カードは20,000ヘルツ以下の周波数しか記録しない。これは分子によって放出される電磁信号がこの低周波数帯域に属することを証明している（人間の声や音楽の周波数と同じ）。それに、音楽との対比は、もっと詳しく推し進めることができる。若い女性を甘い雰囲気で誘惑するときには、「ラ・マルセイエーズ」を聞かせたりはしない。兵士たちを塹壕の外に飛び出させるには、子守唄を聞かせたりはしない。鋭くてテンポの速い音は、陽気さをかもし出す。鋭くてテンポの遅い音は、穏やかさを生み出す。重々しく、速い調べは、戦いへの士気をかき立てる。重々しく、ゆったりした音色は、厳粛さ、悲しみ、哀悼を連想させる。このような感じは、決まった周波数によって引き起こされる脳内の物理化学現象の働きによる。私たちが分子モデルに、記録された分子の活動を伝送するときには、まさにこれと同じことを行っているのである。

しかしながら、私たちが実施したような主試薬の分子信号の記録では、実験の対象である分子を取り巻いているすべての分子の信号によって生成される“背景雑音”が存在することが推測される。したがって、この分子がレセプターに対応している分子と連絡を取ることができること、そしてよりグローバルなレベルでは、微小な化学変化（たとえば、人間の体の中で）が機能的に著しい影響を引き起こすことができることは、どのように説明がつくだろうか。私の解釈によれば、分子はその相互作用のときに、共振・共鳴(coresonance)の仕組みによって連絡を取り合うのである。つまり、分子は互いに同じ周波数で振動するのである。それはちょうど、仏ラジオ局フランス・アンテールの無線信号を流すエミッターと、この放送局をキャッチするように調整された受信装置の関係のようなものである。しかし、このことを、従来の“構造主義的な”生物学者は説明することもできないし、是認することもできない。いやむしろ、彼らは説明できないからこそ、是認することができないのだろう。振る舞いを示すのは構造だけであると決めつけることで（正統な物理学と化学では、生物作用が生じるためには、分子が存在しなければならないと教えている）、生物学者たちはニュートン以前の世界観に満足し、そこに安住しているのである。その世界観に従えば、プトレマイオス（紀元後 100 - 170）が唱えたように、天体は互いに歯車装置によって連結されている。この世紀末に臨んで、深刻な病気に現在の生物学者が対応できないという無力さの原因は、ここにあるのである。

この観点の違いをもっと明確に述べてみよう。数十年前から流布している理論というのは、ある分子が別の分子と互いに密接に接触しているときに、一方の分子から他方の分子に情報が伝えられるというものである。物理学には、エネルギーの生成あるいは同じ形の２つの表面の単純な合体による情報の伝達に関して、これ以外に別の例がない。生物学では、この現象は複雑になる。理由は、特定の分子は相手の分子がどんな分子でもいいわけではなく、たとえば、そのレセプターにだけ情報を伝達する。また、抗原の場合には、その抗体との間でのみ情報を伝達する。生物学者はこの現象を記述するために、錠前と鍵の比喩を使用する。この比喩のおかげで、生物学者は鍵がどのようにして錠前を見つけるのかを理解しないですますこができる。そして、鍵が奇跡的にも錠前に差し込めたら（誰が？）、鍵は錠前が機能するために必要なことを錠前に命令するのである。分子の世界で現在のところ、説明されている力（静電荷、疎水結合）ではどれも、その特異性も、情報の伝達も、分析することができない。それに対して、２つの分子の電磁場が共振・共鳴するという電磁波理論では、1つの説明をつけることが可能である。これは誰もが日常的に目の当たりにしていることである。たとえば、FM帯域でメガヘルツの数分の一ほど移動するだけで、受信装置はもうその局を受信できなくなり、全く別の局を受信するようになる。それと同じように、この周波数の違いのために、ジョニー・アリデーの声とジャック・シラクの声を区別することができる。そのようなシステムの特性は絶対的なものになり、そのバリエーションによって無限の組み合わせが可能であり、それが生み出すメカニズムはきわめて強力である。一部の生物現象はおそらく人間によってつくり出される一組の人工の電波よりははるかに複雑であろうが、ここで問題にしているのは試行錯誤的な発見による原理（principe heuristique）であり、今後まだ進歩の余地がある理論である。さらに、現在の新しい音波の記録、処理、放送のための手段と方法をもってすれば、少しずつ検証が可能であるだろう。こうしたことはすべて、現代の物理学と生物学の範囲内に完全に収まることである。

　実際、このような硬直した構造主義的生物学から、光の速度で流れる分子情報の生物学へと移行するためには、何も根本的な理論の革新は必要ないのである。科学的かつオープンな精神でもって、この問題に関心を寄せ、探求する態度があればいいのである。私を中傷、誹謗する人々によって、愚の骨頂としかいいようのないことが広められているが、分子の活動を記録することは決して、質量作用の法則（分子の数が多いほど、その効果は強くなる）を否定するわけでもないし、分子の存在（分子はその反応を可能にする電磁信号の源である）を否定するわけでもない。歌手の声を録音しても、その歌手が消えてしまうわけではない！　実際、80年代に行った高希釈液に関する実験が革新的であり、その時点まで通用していた理論パラダイムを破壊するようにみえたとしたら、私の研究チームがもたらした最新の前進は、理論の革新というよりは、むしろ理論の発展といえる。分子が固有の電磁信号によって情報を伝達しているという仮説は、構造主義的生物学の原則に矛盾するものではなく、それを補足するものである。その仮説は、従来の生物反応のメカニズムを説明する（分子は物理的な接触を必要とせずに、互いに電磁信号を送りあっている）と同時に、高希釈液の作用をも説明する（信号は、水の中に記憶されていて、それが復元されるだけで、化学的および生物学的なプロセスを引き起こすのに十分である）。したがって、私たちは昔の分子の世界に代わって、電磁気的な別の世界に踏み込むわけではないのである(*4)。

私たちは、正常にその機能を行使している分子によって放出される電磁信号を検知し、複製し、転送しているが、もまなく電磁信号の変更も可能になるかもしれない。

では、そのなかで水はいったい何なのか？ 水は情報の運び屋にすぎない。それは、何も革新的なことではない。潜行した潜水艦が地上と交信するのも低周波数のヘルツ波によっているのだから。では、「水の記憶」とは何か？ それは少し神秘的であるが、水の存在そのものより神秘的ではない。水、それは２つの気体（酸素と水素）からなる混合物の液体で（通常の気温と圧力の下で）、温度が下がると膨張し、固体になる混合物である！

原　注

*1：1993年12月11日付『ル・モンド』紙。

*2：この研究者とはウェイ・シュエ（Wei Hsueh）である。私は最初、彼女のキャリアに傷がつかないように氏名を伏せておこうと考えていた。

*3：第６章を参照。

*4：私の発見はしたがって正確には、生物学を支配しているパラダイムの革新というよりは、一つの発展を表している。しかし、たとえその発見が生物学のドグマの紛れもない転覆であったとしても、敵対的で非科学的な先入観なしに検討され、論議されることが妨げられることがあってはならない。

第 10 章

科学者と原理主義者、嘲笑と中傷

1996年5月22日、『ル・モンド』紙に、私が数日前に同紙宛に送っておいた「自由論壇」への投稿記事が掲載された。この記事は「ARC、狂牛病、狂った研究」という題名で、生物学の分野でのフランスにおける研究の現状を批判的に総合評価したものである。土台になっているのは、この時期に発生した公衆保健衛生に関する2つの事件、つまりARC（Association pour la Recherche sur le Cancer：癌研究協会）のスキャンダルと狂牛病事件である。私がこの記事で主張している考えは、今世紀末の生物学の基礎研究は、現代の深刻な病気に対してほとんど何も答えをもたらさなかったこと、根本的な発見はどれも癌治療、心臓血管の疾患、伝染病、寄生虫病、リウマチ性疾患、退行性疾患、精神的な疾患に何も影響を与えなかったことである。

もちろん、進歩もあったが、抗体のように経験的方法によって得られたものや、技術の進歩の恩恵によるものだけである。特に生物学においては、世界的な規模でその危機が明らかである。なかでもフランスでは特に深刻であり、私は挑発的な質問をいくつか投げかけている。「フランスは過去20年間に、ノーベル賞をいくつ授与されたのか？」。最後に、私は生物学の研究の停滞に終止符を打つことのできると思われる方法を提示している。それは、古典的な構造主義的生物学からデジタル生物学への進化、つまり生物物質に固有の低周波数のヘルツ信号を検出し、デジタル的に処理することである。記事の最後を、私は次の言葉で締めくくっている。「国民に税金を期待し、病人は病気が治らず、牛は狂い回る。共和国の大統領は針のむしろに座る思いでいる。善良な人々よ、科学アカデミーの優秀なエリートを選び、税金を払い続けてさえいれば、何もかもが安泰である。特許はアメリカから買えばいいのだから」

この記事は大きな反響を呼んだ。憤慨した（つまりヒステリックな）研究者あるいは賛同する研究者の記事や、読者からの意見などが殺到した。一部は選別されて、後日の『ル・モンド』紙に掲載された。私は読者の一部から非難を受けたし、この日刊紙もまた私に発言権を与えたという理由で非難された。特に手厳しく反論してきたのが、私とは全く一面識もないCNRSの研究部長である[*1]。この研究者の私に対する攻撃はすさまじいものだった（私のデジタル生物学に関する研究は、「奇想天外なSF物語」と同列に追いやられてしまった）。それでいて、彼は生物学の基礎研究に由来する医学上の進歩の例を、例外的なエイズの治療を除いて、挙げることができないのである（両刃の剣の例：フランスのこの領域における遅れ、また遅れの理由はよく知られている）。それに対して、同氏が述べている考えはこうである。科学的な主張は、政治的な主張とは違って、マスコミの自由論壇の対象になるようにすべきではない。言い換えれば、この科学者は科学者から出される自由な意見は、新聞に掲載されるべきではないと説明するために投稿しているのだが、その自分の意見は掲載されることを十分に承知のうえで投稿しているのである。同氏はこの記事を下記のように結んでいる。それを読めば、フランスの科学界が10年前から私の行く手にどれだけ多くの障害を置いてきたか、また私に対する反論がどういう性格をもつのかが、一目瞭然である。

「この事件においては、ベンベニスト氏が『ル・モンド』紙に送ったこの記事の掲載を承認した『ル・モンド』紙がより厳しく非難されるべきであると考えるのは、もっともなことである。なぜなら、そのようなやり方を一般化すると、とんでもないことになるからである。それが何を意味するかというと、たとえば今後、何とか教の教祖（gourou）が現れたとする。その教祖が記事を投稿するという非常に簡単な手段の助けを借りて、一般の人々が科学界に対して抱いている何がしかの信頼感を攻撃できるということである。彼は自説を主張するために、批判の根拠となる証拠を提示する必要がなくなる。そして、正式な研究者の抗議は、真実に蓋をしようとするたくらみとしか受け止められなくなる。修正主義を奉じる一部の歴史家がほかの場所で、これと同じやり方を始めている。ベンベニスト氏と『ル・モンド』紙は　生物学において何とか教を創始するのだろう。信者が後に従ってくれることに期待しよう」

上記で使用されている侮辱的な言葉は、何の意図もなしに偶然に選ばれたものではない。「教祖」という言い方をし、私の研究を歴史家のふりをする否定論者の歴史の書き換えと同一視している。それは私のことをナチ扱いするのと同然である。これではまるで、私という左翼ユダヤ人に対決する、政治討論の特別番組のようである。私の反論はといえば、私もまた「支持者がとどまってくれること」に期待するばかりである。

『ル・モンド』紙はこれ以外にも、遺伝学者アクセル・カーンの「知識と権力、教祖」というユーモアのきいた題名の投稿記事を掲載している[(*2)]。生物学の研究の成果として得られた治療法の具体的な進歩として、カーンはインスリンによる糖尿病患者の治療（1920年に３人のカナダ人によって発見された）しか挙げることができず、後は将来に対する抱負を書いているだけである。その逸話を紹介すると、インスリンを発見した研究者たちは最初、科学界からいやというほど侮辱を浴びせられた。毒性も併せもつ物質が何の害もなしに血液中を循環できるはずがないという理由だった。最終的には、そのうちの２人が、この発見を認められてノーベル賞を授与された。

ついでに、親愛なるアクセル君へ、私たちの間は友情の絆で結ばれていて、お互いに尊敬しあっていたことを覚えているだろうか。私のことで「教祖」という言葉を使うなんて、君はちょっと大胆すぎるんじゃないかね。なぜかというと、生物学の分野に典型的な教祖タイプがいるとしたら、それはまさに君のことだよ。君はいろんな委員会に名前を連ね、マスコミ界のどこかで「バイオ」という言葉が発音される場所ならどこにでも決まって君の姿が見え、何か意見を発言しているのに出くわすのが常だからね。君は私のことを教祖扱いしたが、私はその呼び方をお断りするよ。クラマールのプレハブに閉じ込められ、社会からのけ者にされたハンセン病患者という呼び方のほうが気に入ってるんだ。

その８か月後、『ル・モンド』紙に次のような紹介文が掲載された。「ノーベル賞学者のジョルジュ・シャルパックとフランソワ・ジャコブもまた、彼らがクズのような理論だと評価している理論が『ル・モンド』紙に掲載されたのを読んで、その驚きをこのように表明した」。それはエリック・フォットリノが執筆担当となった連載記事の第１回目が掲載されたときのことである[*3]。この二人ほど名声のある科学者には、生物学の研究によって公衆衛生がどれだけ大きな恩恵を受けたか、その恩恵がたとえささいなものであるにしても、それをリストに作成してもらいたかったと思う。

その３つの記事は長期間にわたる調査の後に書かれたものである。私がフランスの研究の現状分析を発表したことで、世間に動揺が生じたことから、同紙がフォットリノに調査を依頼したのである。その連載記事は全６ページという例外的な長さで、その反響として送られてきた読者の手紙も掲載され、同紙がこの調査にどれだけ重要性を認めていたかをうかがい知ることができる。

その連載記事のなかで、同記者はこの水の記憶事件の成り行きを、その発端からたどっている。1988年、好塩基球の脱顆粒化に関する論文が『ネイチャー』に掲載され、この事件が始まる。続いて、『ネイチャー』による裏づけ調査、正式な科学界の反撃が開始される。インセルムの管理職と私の間のいざこざ。ジョルジュ・シャルパックの研究チームとの共同実験。シカゴの研究所と協力して実施したデジタル生物学の最新の実験。彼はこの調査で必要な情報を集めるために、長時間にわたって私をインタビューし、その折にこの事件に関してさまざまな意見を述べてきたほかの科学者たちの見解を参考にして、私の主張に反論を投げかけてきた。

この事件が始まって８年経過後、私を支持してくれた科学界の人たち、つまり私の研究を全面的に非難するのを拒否した人々は、ごくごく少数になってしまった。エイズの専門家、ジャン・ポール・

レヴィは、私の研究に関して、次のように説明している。「彼には研究をさせてやるべきです。難しく考えることはないですよ。彼が帰った後で、いた場所を悪魔払いする必要は感じませんね」(*4)。フランスではじめて試験管ベビーを誕生させた医師団の一人、ジャック・テタールは、学術研究の関係者が私に対して取っている態度に憤慨して次のように語っている。「彼が正しかったならば、全くひどいことですから、彼を援助しないのはおかしいです。皆さんあら探しばかりしていますね」(*5)

それ以外の人々は『ル・モンド』紙の要請に応えることを拒否している。たとえば、『ネイチャー』誌の元編集長、ジョン・マドックスがそうである。あるいは、書面でしか回答していない人々がいる。たとえば、パスツール研究所とコレージュ・ド・フランスの教授で、神経生物学者のジャン・ピエール・シャンジューがその一人で、彼は次のように断定している。「全国倫理諮問委員会の委員長としての責任を考えますと、ベンベニスト氏とその水の記憶事件に関しては、意見を差し控えることが、自分の義務だと考えます」(*6)。私はその関連性がわからないが、大目にみよう。それに、シャンジューはマスコミ界のいろいろなところで、積極的にひととおり何にでも当たり障りのない発言をしている。また、私はよく知っているのだが、私のことを全く知らない人々の前で、シャンジューが内輪で話をするときには、彼のこのような「控え目な態度」が消えてしまう。そんな場で、彼は異端科学について大声でのべつまくしたてる。彼の目には、水の記憶がまさに、その代表格に見えるらしい。

最後に、私の中傷者の何人かが、『ル・モンド』紙の記者エリック・フォットリノに各自の体験談を語ることに同意した。同記者が彼らに発言権を認めたとき、その連載記事はまさに愚者の饗宴の様相を呈した。その記事は最初から最後まで、科学的な論理的思考に従って組み立てたという批評が１つも見あたらないし、科学的な用語すらも使用していないのである。

最高の名誉は一番の功労者へという諺に従い、まずはジョルジュ・

シャルパックから始めよう。彼によれば、分子信号の電磁気的な伝送は、「正真正銘のお笑い草」ということになる。あまりにもばかばかしすぎて、胸がむかつくほどだそうである(*7)。読者にはこの論法の高尚さを評価していただきたい。その物理学者はさらに説明を続け、真実には一顧だにせずに、「どの研究所も私と同じ実験結果を再現できない」と述べている。ところが、あの記事が1988年6月号の『ネイチャー』に掲載される前に、3つの研究所が私の実験結果を確認しているのである。したがって、彼の言っていることは虚偽の主張である。

もう一つシャルパックの主張であるが、分子の信号をデジタル信号として記録し、それをインターネット経由で伝送することは、帯域幅が狭すぎて、1つの分子の複雑さを復元できない。その複雑さは途方もないのだ(*8)。このような評価は科学的な議論の領域には属さない。いったいシャルパックは、この伝送・デジタル化の実験の詳細の端くれでも読んだことがあるのだろうか？ 分子のデジタル化された電磁信号は複雑すぎるので、コンピュータ・ネットワークの帯域幅（このネットワーク上を移動することのできる周波数範囲）で伝送するには狭すぎるなどと、彼はいったい何を根拠に断言できるのだろうか。この点に関しては、私がすでに説明したように、シカゴの免疫学者の研究チームがこの研究に協力してくれ、デジタル・データをインターネット経由で交換できたおかげで、盲検法を実施することに成功しているのである。前にも述べたように、最初の段階では、私はこの研究所の責任者の素性を明かさないでおくつもりだった。その責任者をこの事件に巻き添えにし、反論を受け付けない批判の的にさらすのは無益だと考えたからである。シャルパックの反応から判断すると、この用心深さは無駄ではなかった。彼は同新聞の記事を暗に引用して、彼らは科学界の周辺にいる人々、共謀者だけしか相手にできないのだと、シカゴの免疫学者のことをこう呼んでいる(*9)。

こちらこそ驚いて目をこすることしかできない。科学者、それもノーベル賞学者ともあろう者が、自分が全く何も関知しない研究チームを攻撃し、不正行為の共謀のぬれぎぬをきせることを、あえて自分に許しているのである。あいにくシャルパックには分が悪く、エリック・フォットリノがシカゴの研究所の責任者に会見した。そのとき以来、公にされることになったその人の名前は、ウェイ・シュエ（Wei Hsueh）である。シカゴの名門、ノーザン大学の教授として、多数の著書を著し、一流雑誌にも多くの記事が掲載されている。彼女は国立衛生研究所（NIH）(*10)から研究の仕事を何件か委託されているし、同研究所の重要な委員会の審査委員を4年間務めたこともある。シャルパックが軽々しく「科学界の周辺にいる」研究者と形容した科学者の経歴はざっとこんなものである。

さらに、シャルパックと彼の共同研究者クロード・エニオンについて述べる。彼らは、ユニテ200とパリ市立工業物理化学高等専門大学との間で1994年に実施された共同実験の調査チームのメンバーであった。彼らは、私の研究は不正行為にまみれた代物だから、どんなにささいな証明も絶対に得られないだろうという考えを『ル・モンド』の記者に繰り返し述べている。

その記事が掲載された後、私はシャルパック氏とエニオンにこの点について撤回するように書面で申し入れたが、彼らはこの要求を聞き入れなかった。1997年の夏、私はパリの大審裁判所に訴訟を起こす決心をした。単なる手続き上のことを話し合っているうちに、被告側の弁護士が、大審裁判所はこの事件の管轄外であるため、事件を根本的に解決することはできないと申し立てているという情報を入手した。大審裁判所によれば、また判例を参考にして解釈するならば、この訴訟は私が提訴したように民事ではなく、刑事として起こさなければならないということだった。しかし、刑事訴訟を起こすためには、もう時効を過ぎていた。したがって、この事件は単なる訴訟手続きの形式上の理由のせいで、裁判によって審理されることは決してないだろう。残念なことである。シャルパックの弁護人は、彼の依頼人が私になすりつけた不正行為の非難に関して、こう断言した。「あんな言い方（シャルパックの使った）をしたのは、きっと口が滑ってしまったのでしょう、融通のきかない人ですから」(*11)。融通がきかない、とはね！　もちろん、こう言ったのはシャルパックの弁護士である……。

この点について結論として、私が最後に指摘しておきたいことがある。それはシャルパックが1993年にインセルムから、私の研究部門の活動について彼の意見を述べるように委任されていることである。彼がもしも、私の部門の活動について、ある不正行為があった、つまりユニテ200に支給された公的資金を注ぎ込んだ実験の結果に何らかの人為的な工作があったと認めたならば、彼はそのことをインセルムに告発していたにちがいないということである。

『ル・モンド』紙の記者に質問を受けた学者のなかに、ノーベル賞学者がもう一人いる。彼もまた同様に、シャルパックよりもさらに証拠がないのに、不正行為の持論を展開したのである。この学者とは、フランソワ・ジャコブである。1986年と1987年にイスラエルの研究所によって実施された、好塩基球の脱顆粒化の実験の再現性についての話のなかで、彼はこう明言している。「それがうまくいくためには、いつも女性技官（ダヴナ博士）が傍にいることが必要であった。これは不正行為の典型的な手口である(*12)。エリザベート・ダヴナはもちろん、脱顆粒化の実験を行うイスラエルの研究チームの技能を訓練するために、テルアビブに滞在した。しかし、肯定的な実験結果（それも統計的に十分な有意性がある）は、彼女が滞在する前後に得られているのである。このフランソワ・ジャコブの非難は我慢の限界を越していた。そこで私は、ジョルジュ・シャルパックとその共同研究者、クロード・エニオンに対して訴訟を起こしたように、彼に対しても訴訟を起こすことを決心した。このジャコブに対する私の名誉毀損のかどでの訴訟もまた、前の二人に対する訴訟の場合と同じく、手続き上の理由から裁判所には受け付けられなかった。

『ル・モンド』紙の調査ではまた、ジャコブが1988年に、例の記事が『ネイチャー』に掲載される直前に、私との会見に応じたことにも触れている。1965年のノーベル賞を受賞したこの学者は、私を自分のオフィスの入り口から追い出さんばかりであった。水の記憶に関する彼の意見もまた、シャルパックの意見と同様、科学的な言葉で表現されていない点では、勝るとも劣ることはない。「10^{50}倍に希釈すれば、分子はもう全く存在しなくなる。ところが、物理学と化学では、分子の存在が必要なのである」[*13]。彼はこのように説明している。ノーベル賞学者、フランソワ・ジャコブは、物理学と化学によると、かくかくしかじかだと言っている。これはスペイン異端審問所の所長トルケマーダが言ったのと同じセリフである。「神と聖なる教会はかく語りき……」。ジャコブの精神の構造が手に取るように感じられそうな気がする。彼にとっては、高希釈液の問題などは疑問を投げかける価値もないものなのである。現在の知識水準に矛盾するような何らかの実験結果があったとしても、それで彼の意見は変わらないし、その現象に興味をもつことすらないのである。私の実験の価値に関して、彼は次のように評価を下しているが、その評価の仕方は、すべてを曝露している。「ベンベニストが私に示した曲線は、彼が信じられないような人物であることを示している」[*14]。読者のみなさん、目をはっきりと覚まして、よく聞いていただきたい。フランソワ・ジャコブは、生物学の実験に関する1つの曲線を簡単に調べるだけで、実験をした個人の人格を理解できると言っているのである。ジャコブが記者に対して、高希釈液の活性を表す曲線がどうあるべきかを教えるに至っては、私の驚きは最高潮に達する。彼がどうしてその曲線を想像できるのかと不思議に思ってしまうのである。彼の言葉によれば、生物学によればこの活性は不可能であるからだそうだが、まあそのままにしておこう。その曲線は段階にしたがって高くなっていく曲線である。フランソワ・ジャコブは確かに免疫学者ではないが、その一般的な素養、ノーベル医学賞をもらった学者の記憶力があるのだから、好塩基球の脱顆粒化のような免疫にかかわっている反応のデータは、圧倒的に過半数のケースで釣鐘形を形成することは、理解できるはずである。

なぜなら、細胞の上部に位置するレセプターの飽和効果のために、抗体（試薬の）の活性はその最高点に達した後、停滞せずに減少するからである。したがって、抗免疫グロブリンＥの活性は、希釈されるにしたがって、一連の山あるいは釣鐘のようになって現れる。これは生物学の基礎的な見地からして、また高希釈液でも活性が存在するという仮定に基づけば、全く論理的なことなのである[*15]。私の考えでは、それが免疫学の基礎である。

さらにもう一人、記者の質問に答えた科学者がいる。インターン時代の同僚で、リウマチ専門医のマルセル・フランシス・カーンである。その口調には、それほどとげとげしさがないが、だからといって議論の本質からいえば、よりオープンであるとはいえない。カーンは私の友人である（30年来の？）と自称しているが、それでも「ベンベニストの精神錯乱」とか「無意識のうちの不正行為」[*16]という言い方をしている。私が彼の友人でなかったなら、彼の評価はどんなものだったか、想像する勇気もないくらいである。ついでに、彼の「診断」には、次のようなコメントを付け加えておく。

①彼は精神科医ではなく、リウマチ専門医である。

②彼の診断には２つの可能性が考えられる。一つは、彼が実際にここで言っている「精神異常」を検知したという可能性であるが、ただそれを口外することは医師の義務、つまり疾病に関する秘守義務に対する重大な侵害になる。もう一つは、カーン教授がこの病気を確認していないのに、主義主張が異なるという理由から嘘をついて、私を中傷していることである。そうならば、異端審問官たちの卑劣な裁判と変わりがない！

マルセル・フランシス・カーンによれば、「実験をする側に、ある仮説の証明を達成したいという願望があると、それが現実の認識の歪曲を引き起こすことがありうる」[*17]。それなら、従来のアレルギー学における私の以前の研究に、そうした歪曲が現れなかったのはなぜなのか？（血小板活性化因子＜ PAF ＞メディエータ、計量できる分量での好塩基球の脱顆粒化）それらの研究は私の高希釈溶液の研究よりもずっと前に着手され、後にこの後者２つの研究と並行して 10 年にわたって継続された。計量できる分量の試薬を使用した好塩基球の脱顆粒化のテストに利用したこれらの実験は、科学誌『免疫学ジャーナル』に 1990 年（私の研究チームが発表）と 1994 年（1988 年６月号の『ネイチャー』の記事に関して協力してくれたイタリアの研究チームが発表）に掲載されるなど、最新の研究発表の対象となった。

マルセル・フランシス・カーンはまた、私の高希釈液と水による電磁気的な記憶に関する研究は、現代生物学が要求する再現可能性という基準を満たしていないと評価している。そこで、ここで再度繰り返しておくことにするが、この点については、厳格な基準を最低限にまで緩め、善意をもって、この種の実験を再現しようと試みた研究チームは、再現に成功しているのである。1987 年に、好塩基球の脱顆粒化の実験で外国の３つの研究所。私とは関係のない研究所で、ロベールフロワ教授によって実施された [*18]。

すなわち、コーチンの研究チームとシカゴの研究チームがヨレン・トマの指揮の下に実施した、白血球の多核好中球に対する活性の伝達実験である。

ある複雑な実験がきっかけとなった生物学の発見が、その検証の過程において最初は一般的かつ絶対的な再現可能性の対象にならなかったとしても、それが即その現象が存在しないということを意味するわけではない。再現可能性は達成されなければならない、それは確かである。しかし、カーンが明言している事実とは逆に、生物学の分野で発表される研究のすべてが「厳密な再現可能性」の対象となっているわけではないのである [*19]。一例を挙げよう。シナプス中での神経インパルスの化学的伝達がある。これは 1921 年に、オーストリア人オットー・レーヴィによって解明された。シナプスはニューロン間を結合している部分である。神経インパルスがニューロン中を流れるときの媒体は電流であるから、医学の知識からわかることだがというフランソワ・ジャコブの表現を言い換えて、論理的に考えれば、シナプスについても同様に、その中を電流が流れていくはずである。オットー・レーヴィは、2匹のカエルの心臓を接続した実験で、シナプス中のインパルスの伝達は電気的な過程ではなく、化学的な過程（間接的に分子を仲介にして）によって働いているという結論に到達した。ほかの研究者数人も数年間にわたって、カエルではなくて哺乳動物に対して、彼と同じ実験を再現することを試みた。しかし、この哺乳動物に対する実験で、同じ結果を再現できたのは、ようやく40年代の終わりであった。再現したのは、レーヴィの発見に関して、彼の反対派のリーダー格であった、イギリス人のジョン・エックルズであった。彼はこの業績によってノーベル賞を受賞した。レーヴィはその間、ほかの研究に対して、やはりノーベル賞を受賞していた。

マルセル・フランシス・カーンは非常にオープンな精神の持ち主であるという評判が高かった。にもかかわらず、彼は1985年からずっと私の研究に強く反対してきた。というより、彼が『ル・モンド』紙で説明しているように、「この不幸に通じる道から私を連れ戻そう」としてきた。どういう理由からか？ 友情からなのか？ それは疑わしい。マルセル・フランシス・カーンの医学の専門分野が、その理由を説明する糸口になるだろう。リウマチ学というのは医学のなかでは停滞した領域であり、近年においては、基礎研究からは全く重要な発見が日の目を見ていない。そこで利用されている技術と薬は、35年前に私が病院の研修医としてその分野で研究していときに使用したものと全く変わっていない。コルチゾンと消炎鎮痛剤である。進行性の関節リウマチや紅斑性狼瘡のような自己免疫疾患の治療は、全く目立った進歩がみられていない。マルセル・フランシス・カーンは有能なリウマチ学者であることには疑いがないが、その全生涯において生物学の実験はこれっぽっちも行ったことがないのである。そんなことは物ともせず、彼は自分が理解できない実験手順に関して、威厳と傲慢と尊大さを交えた態度で、自己の見解（私に好意的ではない）を披露しているのである。もしも私がエッフェル塔のボルトの直径の計算が間違っていると言ったなら、世間は何と言うだろうか？

マルセル・フランシス・カーンが私に反対してきた理由はもう一つある。それは、彼が超合理主義の運動にかかわっていることである。私はこれを「科学原理主義者」と呼ぶが、この派の人々にとって、正式な科学から外れているものはすべて反啓蒙主義の表れでしかない。この超合理主義の流れは論理的に科学界に賛同者が多く、たとえばカーン教授のように大学病院に勤める人々がいる。彼の支持者のなかには意外な人々もいる。たとえば、反体制主義であると同時に政治的正当主義を唱えるライシテ原理主義（integrisme laicard）の信奉者がいる（週刊誌『シャルリー・エブド』の宗教を毛嫌いする人々）。したがってマルセル・フランシス・カーンは、やはりこのようなイデオロギーの理由だけで、私の研究を「疑似医学（patamedecine）」（彼の用いた用語）の範疇に追いやり、徹底的にこき下ろす姿勢を取り、自分が理解できないものをすべて覆い隠しているのである（私の表現）。

エリック・フォットリノはまた、連載記事の調査のために、私の研究に一時期、参加または協力してくれた同僚にもインタビューを行った。そのなかに、1988 年 6 月号の『ネイチャー』に掲載された好塩基球の脱顆粒化の記事に連署した人々がいる。その一人であるフィリップ・ベロンは、ホメオパシーのボワロン研究所の科学部長で、私のユニテはその当時、ボワロンと契約を結んでいた。ベロンは、『ネイチャー』にあの記事が掲載されて以来、生物学の論文を全く発表していない。この分野における彼の科学的権威は限られたものであるが、それでも詳しい調査に耐えないような判断をあえて下したのである。そのうえ、彼はスキャンダルを恐れて、私の側につくことをやめて、『ネイチャー』の記事の末尾の、私の署名の横にあった彼の署名を引っ込めた。

彼は『ル・モンド』紙の記事で次のような議論を展開している。

「<ベンベニスト>は、彼のモデルを追い詰めてしまった。活性のピークは安定していない。（中略）

エリザベート・ダヴナは度を越してしまった。ベンベニストはうまくいった唯一の実験を頼みにしたのである。彼がもし成功した実験を千回繰り返したというのなら、全く何も問題はなかったであろう。しかし、当然ながら、彼が『ネイチャー』に発表した実験に関しては、彼はそれを再現する方法を知らない。自分の研究所でもそうである。そして、誰も再現する方法を知らない」[*20]。

「彼のモデルを追い詰めてしまった」とは、何を意味しているのか？ 私がクラウディア・シファーをしつこく追いかけたというのならわかるが、それ以外はまるで見当がつかない。「活性のピークは安定していない」というのは、脱顆粒化の反応に関して高希釈溶液の活性効果を記録した曲線についての説明である。だから、どうだと言いたいの？ そのことは、われわれが『ネイチャー』の記事にすでに書いたことである。血液のサンプルというものは、同一のポンデラル分量のアレルゲンに同じような仕方で反応しないものである。ベロンはそのことを知っておくべきだった。そして、そのことは高希釈溶液に活性があることの、より強固な根拠なのである。「エリザベート・ダヴナは度を越してしまった」。何の度を越したというのか？ 不可解である。実験の非再現可能性については、それはまず何よりも、幼稚すぎる虚偽の主張である。同じ実験が千回繰り返されてから雑誌に掲載されたという科学論文の例をただの１つでも知っている人がいるなら、私に会いにきてほしいものだ。その人は電磁場を照射したシャンパン千箱を受け取る権利がある。もちろん、その例は、あることはあるのである。それはボワロンの研究所の資金援助の下に、ロベールフロワ教授が指揮し、その４つの研究所で

３千６百回も実施されている好塩基球の脱顆粒化の抑制の実験である[*21]。しかし、それらの実験はどのような科学誌の掲載の対象ともなっていない。統計的に満足のいく有意水準が期待されるようになった時点から、実験を千回繰り返すことは何の意味ももたなくなる。アングロサクソン人はこれ意味する言葉をもっている。過剰殺生（overkill）である。死刑囚の刑執行の場合で考えれば、これは彼を捕らえ、毒を盛り、銃殺し、さらに電気椅子に運ぶようなものである。

そのうえ、この非再現可能性に関する議論を再びボワロンの責任者の口から聞くのは、不幸の極みである。私のユニテは『ネイチャー』の記事の掲載前後に、この製薬研究所と契約を結んでいた。ボワロン研究所はしたがって必然的にユニテ 200 の活動にはよく通じていたので、実施された何百回もの脱顆粒化の実験のうち、かなりの部分は盲検法で実施されていた。ボワロンの科学部長は一時期など、私の活動の特別オブザーバーを配置してくれたくらいである。それは女性技術者だったが、私は最後には彼女を生産性が不十分という理由で追い出してしまった。私は知らされなかったのだが、私の研究所のパートとボワロンのパートとを掛け持ちしていたようである。

最後に、フィリップ・ベロンは『ネイチャー』の記事に連名で署名したが、掲載される前に自分のもとに提示されなかったこの記事には、連帯感をもっていないようである。彼によれば、好塩基球の脱顆粒化の抑制の実験が基になっている、あの記事の原稿の第一稿と第二稿には賛同していたが、その反応の活性に基づいた最終稿には同意していなかったという。ベロンは私たちの関係から生じた、ある一つの滑稽な出来事を忘れてしまったようである。それは例の記事に反対する彼の説明とは矛盾するのである。1987 年、彼はあの記事を『ネイチャー』ではなく、『Homeopathie française』誌に発表してはどうかという考えを何度か私に提案してきた。その雑誌は、もっぱらホメオパスだけに読まれ、全く影響力がないのである。

私は冗談のつもりで、この年の４月１日に、皮肉たっぷりの手紙を彼に送った。その手紙で、私は彼の選択の自由を尊重するから、もしも『ネイチャー』に発表する場合には彼の名前を共同署名者に含めないように同誌に頼んでやるからと、彼に知らせた。エイプリルフールに気づかず、このボワロン研究所の科学部長はこれに即座に反応し、自分の名前を共同著者のなかに含めるように要求してきたのであった[(*22)]。

10年後に、彼は自分の署名を含めるように書面で要求してきた記事に関連して、臆面もなく不賛成の意を表明したのである。あのとき､なぜ不賛成だとはっきり言わなかったのだろうか？ 彼は『ル・モンド』の記者の質問に、次のように答えている。「私の立場はまだ曖昧です。今は意見を差し控え、私たちの初期モデルに関して今後も研究を続けたいと思います」[(*23)]。ベロンが「初期モデル」に関して研究を続けてくれたことを知って、私はうれしく思う。初期モデルとは、ヒスタミンの高希釈溶液による、好塩基球の脱顆粒化の抑制である。私はボワロンの資金提供によって、ロベールフロワ教授の指揮の下に続けられている彼の研究結果の発表を早く見たいとすら思う。それらは高希釈溶液の活性を確認するための実験である。フィリップ・ベロンは、それらの実験は正式な発表の対象になるであろうと知らせている[(*24)]。だが、私は未だにその発表を見ていない。しかし、高希釈溶液に関する実験が何千回にもわたって、有名な大学の責任者の指揮下に実施されていることを考えれば、フランスで私が苦しんでいる追放処分がどれだけ不当なものであるかがよくわかる。それが結局は、ユニテ200の死をもたらしたのである。

『ル・モンド』紙の記事にはまた、私の昔の研究協力者の証言も掲載されている。彼に言わせれば、私は『ネイチャー』に発表したことで、事を急いだという大きな間違いを犯したのである。その証言によると、活性を示す曲線は架空のものではなかったが、システムの再現可能性はまだ改善する余地があるだろうし、すべてのパラメータが制御されていなかったので再現するのが困難であったと言うことである。発表する前に再現しろといいたいのか？　確かに、一部の実験の結果は、掲載された雑誌の影響力がそれほど大きくなかったり、ホメオパシーの会議で発表されただけであった。しかし、それ以外の結果は、一流の雑誌に掲載されたが、何も問題が起きていない。すべてのパラメータを制御するという点に関しては、それは無条件かつ単純に不可能である。生物学の１つの実験で、そのすべてのパラメータを制御するためには、フランス国家の１年分の予算の総額が必要になるだろう。注射針は亜鉛製にすべきか鋼鉄製にすべきか？ 試験管はプラスチック製にすべきか鉱物製にすべきか？細胞は反応させる前に冷蔵庫に入れておくべきか否か、入れておくのならどのくらいの時間が適切であるのか？「すべてのパラメータ」を制御することは、このような質問を何千何百も提起することに帰着する。そして、さらに難しいのは、それに答えを出すことである。この研究者はまた、実験を再現したエリザベート・ダヴナの役割について、「技術的な誤差によって、肯定的な結果が得られる確率が高くなる」と思うと言って、嫌疑をかけた(*25)。それは遺憾なことである。ただし、不正行為だと言いたいのなら別である。だから技術的な誤差」がすべて同じ方向にのみ起こっていると言いたいのだろうか。本当の技術的な誤差というものは、実験の結果にプラス・マイナス両方の方向に影響を及ぼすものである。盲検法を実施する理由はこのためなのである。盲検法では、実験者は扱っているのが活性のある試験管なのか、コントロールの試験管なのかわからないから、無意識的または意識的に、どれかの試験管を“有利に取り計らう”ことができない。

私が研究生活の一部をともにした科学者のなかに、アルフレッド・スピラがいる。インセルムの生物統計学部門の部長である彼もまた、彼の観点を述べている。彼が私の研究所に足を踏み入れなくなって何年も過ぎた今、彼は高希釈溶液の実験に関して次のように断言している。「私は今も人為的な操作があったことを確信している。実験の手続きに、1つの弱点がある」(*26)。1990年、それでもわれわれは何か月にもわたって一緒に仕事をし、その人為的な操作を追跡し、実験の手続きを改善することに取り組んだ。その記事は1991年に『パリ科学アカデミー報告』(*27)に掲載されたが、その掲載は私の研究チームとスピラの研究チームが論議の的である実験を再現できる体勢が整ってからという条件付きであった。スピラは勇敢にも、この掲載の許可のために私と一緒に闘ってくれた。このときと、そしてその後も、彼は私との関係を絶つようにという強い圧力を受け続けた。彼はしばらくの間、よく耐えた。その後、おそらく自分ではできるかぎりのことをした、もうこれ以上は正直なところ自分の闘いでもないこの事件のために、自分と自分のチームの将来を危険にさらす義務はないと考えたのだろう。それももっともなことだと思う。彼が今日、手を引いてしまったのをみるのは、残念ではあるし、失望はしているが、恨めしさはない。私は彼を高く評価しているし、その勇気には敬意を払っている。嵐が静まったとき、彼が戻ってくることを確信している。

原　注

*1：1996年5月29日付『ル・モンド』紙、「la science et Le Monde」 Alexandre Ghazi, M.Benveniste

*2：1996年5月29日付『ル・モンド』紙。

*3：「La mémoire de l'eau」、1997年1月21、22、23日付『ル・モンド』紙。

*4：1997年1月27日付『ル・モンド』紙。

*5：同上。

*6：同上。

*7：1997年1月22日付『ル・モンド』紙。

*8：1997年1月23日付『ル・モンド』紙。

*9：1997年1月23日付『ル・モンド』紙。

*10：インセルムと同等なアメリカの機関。

*11：1998年2月23日付『Le quotidian du médecin』。

*12：1997年1月23日付『ル・モンド』紙。

*13：1997年1月23日付『ル・モンド』紙。

*14：同上

*15：釣鐘形をした曲線が初めて発表されたのは1904年のこと、生物学者Von Pirquetによってであった。この種の曲線は、ボルティモアのWilliams&Wilkins出版、1980年発行の『Textbook of Immunology』（邦訳：『免疫学』、小松信彦,小松安彦共訳廣川書店、1986）、のp.55、B. Benacerraf et E. R. Unanueの論文に記述されている。

*16：1997年1月21日付『ル・モンド』紙。

*17：同上。

*18：第5章のp.93を参照。

*19：1997年1月22日付『ル・モンド』紙。

*20：1997年1月21日付『ル・モンド』紙。

*21：第5章のp.93を参照。

*22：『ル・モンド』はこの件でやり取りした手紙を、1997年1月22日付の同紙に再掲した。

*23：1997年1月21日付『ル・モンド』紙。

*24：第5章のp.94を参照。

*25：1997年1月21日付『ル・モンド』紙。

*26：1997年1月21日付『ル・モンド』紙。

*27：第5章のp.85を参照。

おわりに

好塩基球の脱顆粒化に関する記事が『ネイチャー』誌に掲載されて10年が過ぎ、私の失墜を願ういろいろな誹謗・中傷、またそれによる大打撃にもかかわらず、私はまだ研究を続けている。高希釈が原点となった私の研究は、分子信号の電磁気的な伝送へと飛躍し、さらにこの信号のデジタル化の必要性からコンピュータを使用した研究へと発展していった。水の記憶という仮説を検証することは、今ではもう私の関心の中心ではなくなっている。私の目には、争点が移り変わったように見える。いま、私が関心を寄せているのは、水が分子の信号を伝達できるという能力であり、水が信号を保存または記憶できるという特性ではない。

もっとも、「デジタル生物学」に関する研究を追究している研究者は珍しく、現在のところ、私一人だけである。私の社会的および物質的な孤立は、理論上の孤立とともに深まっていく。分子信号の電磁気的な特性についての仮説を打ちたて、この信号の機能と信号がたどる道筋を理解しようと試みるうちに、自分の専門分野、つまり生物学の枠を飛び出し、物理学の世界を探求することを強いられることになった。科学研究の世界が、研究組織の責任者たちの言うように、革新的な考えに対して真に開かれているならば、私は自分の観察結果に基づいて、水は低周波数からなる分子信号を伝達するという事実を確認し、そのための実験を考案し、その実用化を図ることだけに専心できるのである。そして、その信号の正確な特性を定義するという役目は物理学者に任せることができるのである。音楽好きの人々が普通はCD-ROM装置の仕組みを理解してみようなどという気持ちを起こさず、日曜大工を楽しむ程度にとどまっているのと全く同じように。

『ネイチャー』誌に高希釈液に関する研究結果が掲載された1988年6月以来、私は科学的な考察ではなく、イデオロギー上の考察にぶつかってきた。ジョルジュ・シャルパックのあるコメントがその一例である。それは独断的な考えに基づく頑迷さが、どれほど白々しいものかを、はっきりと表している。彼は1994年12月に私宛の手紙にこう書いてきた。「あなたの実験は物理学の基本法則と単純な良識に矛盾しています」。この「良識」という言葉は、定義が曖昧である。物理学者エティエンヌ・クラインは、物理学の分野にあるパラドックスを集めた随筆集のなかで、良識についてどう考えるべきかを次のように説明している。

「19世紀に、エルネスト・ルナンがすでに『科学においては、すべてのことが収穫につながるが、良識だけは別である』と述べている。20世紀になって、彼のこの名言の正しさがことごとく実証される。1900年以降、物理学者たちは制度という鳥小屋の中で、彼らがぶつかった新しい事実を説明するために、たくさんの卵の殻を割らなければならなかった。こうして割られた卵からは、奇妙な風味がして、あまり消化もよくないオムレツがつくり出された。不可視の世界との境界においては、明白な事実というものがないことが発見され、物理学においては、昔ながらの風味を追放し、すでに良識となっていた事実に基づいたレシピの使用をやめなければならなかった。そうして、新しく獲得されたものは勝利であったが、それは良識の勝利ではなく、良識に対する勝利である。科学の世界では、良識には反則のレッドカードが与えられる。

ニーチェの言葉を借りれば、決定的なものはすべて、……にもかかわらず、という状況でしか生まれてこない。新しい真実はすべて、既成の事実があるにもかかわらず、生まれ、新しい経験はすべて、ある直接の経験があるにもかかわらず、生まれる。それは科学については、よりぴったり当てはまる。ここで科学と世論との対立関係について語ることが適切だろう。これに関し、ガストン・バシュラールの有名な著述のなかに、次のような名言がある。『科学というものはどこまでも世論と対立するものである。科学がある時点で、世論を認知することがあったとしたら、それは世論を形成している理由とは別の理由のためである。それは世論が法律においては、常に間違っているのと同じことである。世論は考えるのが下手である。世論は考えることができない。世論は必要を知に変えてしまう。世論を土台にして何も築くことはできない。まず、世論を壊すことが必要である。世論は最初にぶつかる障害である』(『科学的精神の形成』より)」(*1)。

ジョルジュ・シャルパックやフランソワ・ジャコブを導いている良識とやらは実際には、絶対支配を誇っているパラダイムを揺り動かすような革新的な考えを、議論もせずに、ましてや闘うこともせずに、排除するための武器なのである。そのパラダイムでは、分子の活動があるためには、分子が存在しなければならないのである。というわけで、高希釈液の活性と分子によって放出される固有の電磁信号の存在を誘導するためのパラダイムの変革は、科学の権威の所有者である"支配階級"の保守主義の壁に真正面からぶつかってしまった。

しかし、特権的知識人は必ずしもわれわれの時代の「良識」にだけ応援を求めるわけではない。彼らはときには、アクセル・カーンのように、もっと昔の時代の「良識」を呼び出してくることがある。彼は『ル・モンド』の「自由論壇」に掲載された、デジタル生物学について説明した私の記事(*2)に対するコメントをくれた。私にはデジタル生物学は構造主義的な生物学の危機に対する出口のように思われるのだが、アクセル・カーンの結論は次のとおりである。「この仮説はそれほど独創的ではない。ルイ16世の時代に、すでにメスメルという人物があらゆる病気の治療方法として磁気を提案している」(*3)。良識への訴えが、この説明では、形を変えて、いかさまと同一視されている。それに、この手口はかなり常套的なものである。つまり、「電磁気的」という言葉を使用するだけで、不可避的に意味論の過程へと、すり変えられてしまうのである。原子と分子が互いに静電力を作用しあっていることが認められていたとしても、それに関連して「電磁気的な」力について語ることは許されるべきではないのである。この電磁気的なという言葉はタブーなのである。それは、分子の信号というのは、もはや静的な言い方ではなくて、動的な言い方で説明するものであるからである。つまり、正統な科学というものは、すでにおわかりのように、動きというものを好まないのである。

科学の権威は、支配的なパラダイムに対する違反と正面から対抗するために、もう一つの武器をもっている。私はそれを「特殊な結果の特殊な法則」のルールと呼ぶことにしよう。なぜなら、既成の学説を揺り動かすような研究の結果には、特別な評価の基準を適用するからだ。『ネイチャー』の厳しい要求は、まさにこの法則の適用にほかならない。1988年6月号への記事掲載の前に、ほかの研究所で実験を再現すること、掲載が許可された後も裏づけ調査のための訪問が先行すること、などである。ということで、世界のいくつかの研究所が、免疫グロブリンE試薬の高希釈液に誘発される好塩基球の脱顆粒化に関する私の実験を再現することに成功した。その一つは、フランスのある研究チームだが、同チームはひとたび論争が始まるや、チームが入手した肯定的な結果を認めることを望まなくなった。もう一つは、『ネイチャー』の記事に共同署名しているイスラエル、カナダ、イタリアの各研究チームである。掲載後に続いた論争において、これらの研究所に対して結果報告の要請も調査の要請もなかったのは驚くべきことである。その実験結果を反駁すると決めた人々にとっては、その報告を求めるのは都合が悪かったことは明らかである。

『ネイチャー』は、掲載の前提条件として再現可能性という厳しい要求を課した。私は当時の状況ではそれを受け入れるしかなかったのだが、個人的には不当な要求であったと考えている。なぜなら、その要求は、すでにしっかりと確立されて、研究者の職業倫理の一部を形成するまでになっている科学的な慣行に逆らっているからである。ピアレビュー（同僚による評価）というシステムに従うなら、科学界の複数の専門家の分析に委ねられ、その事実が科学的な観点から規定どおりに立証されているならば、それは掲載されるべきである。そうして発表された結果はその後、同一の手続きに従って他者によって再現が可能であるか、可能でないかのどちらかである。ところが、われわれが1988年6月号の『ネイチャー』に発表したことは、非常に広い範囲で論議の対象となってしまったので、自ら危険を覚悟でその実験を再現しようと名乗り出る研究チームが皆無になってしまったのである。私の仮説に反対する人々によって、実験の再現の試みと称して実施されたものは（妨害された、というべきだろう)、すべて失敗したが、それは最初の手続きのなかに持ち込まれた歪曲のおかげである。意図的に歪曲を組み込むという努力にもかかわらず、肯定的な実験結果が得られたときには、彼らは自分たちの報告の文章をねじ曲げ、反対の意味をもつように変更するのであった(*4)。

逆に、何も先験的な命題をもたない研究者たちが、高度希釈の実験の再現に参加したときには、再現はうまくいった。しかし、私は「ベンベニストの実験は再現不可能である」という反論をあまりにも頻繁に読んだり聞いたりしたので、あえてここで最後にもう一度、強調しておきたい。『ネイチャー』に記事が掲載される前に、カナダ、イスラエル、イタリアの各研究チームが実施した実験は、その例外であると。

1990年から1991年にかけて、好塩基球の脱顆粒化の活性化と抑制に関する決定的な実験が、ユニテ200で盲検法の下に実施された。それはフランスで最も著名な科学者の一人である統計生物学者の研究チームがじかに監督した。その結果は、1991年に『パリ科学アカデミー報告』に発表された(*5)。

1990年代には、私の実験（好塩基球の脱顆粒化の抑制）と類似の実験が、欧州の4つの研究所でロベールフロワ教授をリーダーとして実施された。同教授は『ル・モンド』紙に、技術的な条件に関しては、いかなる人為的な技も、ごまかしも不可能なように設定されていたと明言した(*6)。3,600回の実験によって、高希釈液の効果の有効性が議論の余地がない形で立証されている。これらの実験は私の理解を超える理由で、まだ科学的な論文の形では発表されていない。しかし、ロベールフロワ教授の『ル・モンド』紙に対する明言は、同教授の個人的な関与を意味し、その価値と同教授の科学的な倫理観には少しも疑わしいところがない。

それに、世界各地の多数の研究チームが、高希釈溶液の実験に関して研究を行い、その研究は論文審査委員会の発行する学術誌に掲載される対象となっている。

したがって、再現可能性は実証されているのだから、ただそれを見ることに同意すればいいだけである。それでは、支配的な科学圧力団体が一致協力して、私の水の記憶に関する研究を壊滅させようとしているもくろみは、どのように説明すればよいのだろうか？ 私の考えはすでに述べたが、それは私が張本人であるこの発見は、発見そのものが評価されずに、それがもたらす影響という観点から評価されており、科学界の権威がこれを不安定な影響であると、判断しているということである。ただ、その判断自体に、方法論および認識論の間違いがある。アングロサクソンの科学者はフランスの科学者よりも実用主義的であり、結果は結果として評価する（つまり、結果が最終的にもらす反響という観点からではなく、結果そのものが評価される）。

しかし、フランスでは発見に既成の価値観をひっくり返すような特質があることが明白になった時点で、それを守るための闘いにはいかなる手段も正当化されるのである。

原　注

*1：エティエンヌ・クライン『Conversations avec le Sphinx, Les Paradoxes en physique』, Albin Michel, 1991, pp.54-55.

*2：1996年5月22日付『ル・モンド』紙の記事「L' ARC, les vaches et la recherche folles」。

*3：1996年5月29日付『ル・モンド』紙の記事「Entre savoir et pouvoir, les gourous」。

*4：第6章のp.98を参照。「高希釈された抗血清中の抗免疫グロブリンE（抗IgE抗体）によって誘発されないヒト好塩基球の脱顆粒化」と題する『ネイチャー』に掲載された記事の分析。

*5：第5章を参照。

*6：1997年1月23日付『ル・モンド』紙。

あとがき

ジェローム・ベンベニスト
ローラン・ベンベニスト
ヴァンサン・ベンベニスト

その永久の旅立ちの間際まで、ジャック・ベンベニストは少人数ながらも、学際的で精力的な研究チームに取り囲まれ、自分の研究にいそしむことに余念がありませんでした。彼に忠実に接してくれた人々、彼の“信じがたい”観察結果に近寄るだけの勇気をもっていた人々、なかでもフランソワーズ・ラマール、ジャマル・アイサ、ラルビ・カーハクに、この紙面を借りて感謝の言葉を述べさせて頂きたいと思います。

毎日、ジャック・ベンベニストは新しい協力者（それは主として外国の研究者であった）を説得し、自分の研究を追究していくために必要な信用を勝ち取ることに、尽きることのない情熱とエネルギーを注ぎ込みました。本来ならば、それだけの時間と、それだけのエネルギーを、研究資金の獲得のためではなく、研究そのものに注ぐこともできたはずであるし、そうあるべきでした。もちろん、インセルムの所長は、2002 年に彼が退職したとき、彼に名誉研究部長の地位を与えてくれました（それによって彼がフランスの科学研究に貢献したことを認めてくれた）。確かに、そのおかげで、少人数の態勢になったものの、彼は自分の研究室を維持し続けることができましたが、彼のあれほど野心的な研究の発展を支えるには十分ではありませんでした。

にもかかわらず、ジャック・ベンベニストはきわめて重要な研究分野、デジタル生物学を切り開いたのです。父親が亡くなって以来、私たちに彼の生前の思い出を語ってくれた人々の多くは、彼の生前にはその業績がフランスでほとんど認められず、業績と認知の間に大きな懸隔があることを指摘してくれました。私たちもまた、彼の一生涯の冒険を間近で眺め、また自分たちの力の及ぶ範囲で彼を援助してきた者として、全く同感です。彼の発見の重要さと人類に対するその影響に関しては、歴史が最終的な審判を下すことでしょう。

ジャック・ベンベニストは絶えず同僚と対話をもち、科学的な分析の交換に努め、うむことなく著述に従事し、そうすることで事実を探り出し、事実の説明を試み、研究に基づく仮説を実験で確認しようと努めました。私たちもまた彼と同じように、学問上の知識の現状は研究のための基準とすべきであって、全く新しい事実を単に説明できないという理由で一刀両断に排除すべきではないと考えます。私たちの父親の業績は、私たちには２つの理由で模範になるように思われます。まず、いくつかの主要な発見を行い、多数の論文(300件以上)が論文審査委員会の学術誌に掲載されていること､次に、持ち前の粘り強さ、科学的な議論の厳密さ、理論的または教義的に先験的な前提なしに観察を全面的に尊重する態度によって、まさに科学者の模範であったことです。

私たちは父親の思い出を永続させ、科学研究を奨励することを思いたち、そのためにジャック・ベンベニスト研究協会を創立することにしました。この協会の主たる目的は、職業への使命感を呼び覚まし、生命科学の分野における新しい観察領域の開拓を助成することです。とりわけ、ジャック・ベンベニストが切り開いた研究分野を支援することです。つまり、生物学、物理学，化学の学問の間をつなぐ境界領域、すなわち細胞内および細胞間の信号の分野です。この協会はまた、特別な注目に値するように思われるにもかかわらず、重要な社会制度の支援の対象にはならないような研究についても、その革新性に援助を提供します。当協会はさらに、できるかぎりの範囲において、デジタル生物学の分野で実施される優れた研究、PAF-acether（1970年にジャック・ベンベニストによって発見されたアレルギーのメディエータ）に関する研究、そしてより一般的にはアレルギーと喘息に関する研究を助成します。

具体的には、当協会は博士号取得後の研究に対する奨学金の授与と助成金によって、若年研究者を支援します。

最後に、当協会はジャック・ベンベニストの思い出を保存し、その業績と科学的な足跡を基にして、資金と優れた才能を結集することを保証します。

科学委員会が当協会の倫理と職業倫理を保証し、奨学金と助成金の応募書類を審査し、その後の追跡調査を引き受けます。この委員会はまたジャック・ベンベニストとデジタル生物学の研究に関連する刊行物に関して、科学出版の監視役も組織します。

当協会の運営は、ボランティア、公的な補助金、個人の会費、寄付および遺贈をはじめ、可能なあらゆるリソースによって行われます。当協会が奉仕しようとしている理念、つまり科学および医学の研究は、誰にとっても重要な関心の対象ですから、あくまでも営利目的ではありません。当協会はいつでも皆様からの支援を受け入れる用意ができています。

Association Jacques Benveniste pour la Recherche
81, rue Aristide-Briand
78130 Les Mureaux
France

tél.：(33) (0) 1 34 74 06 44
téléfax：(33) (0) 1 30 22 22 62
courriel：association@benveniste.org
site internet：http://jacques.benveniste.org

著者紹介

Jack Beveniste（ジャック・ベンベニスト）
フランス人科学者。

学歴

1951 年……レベル A の成績で高校を卒業。

1953 － 1960 年……パリ大学医学部を主席で卒業。

1960 － 1967 年……パリ大学にて医学の教鞭をとる。ジュニアホスピタル勤務。国から認証されたコンサルタント医師になる。

研究経歴

1965 年……癌の研究。

1967 － 1972 年……カルフォルニアのラ・ホヤにて生体学の研究。

1973 － 1977 年……フランス国家から奨学金で癌の研究。

1977 年……クラマールの研究所ラボラトリーに移り主任となる。

1980 年－ 1995 年……インセルム、ユニテ 200 の主任となる。

1998 年……ロイヤル・アカデミー・オブ・ホメオパシー主催で日本で初講演を行う。

1998 年……日本の雑誌『Fili』にインタビュー対談が掲載される（ホメオパシージャパン協力）。

研究内容

癌、アレルギーと炎症における免疫システム、デジタル生物学。

主な科学的功績

1972 年……PAF（血小板活性化因子）の発見。1974 年英科学誌『ネイチャー』にこの論文が掲載される。

1988 年……英科学誌『ネイチャー』への「高希釈された抗血清中の抗免疫グロブリン E（抗 IgE 抗体）によって誘発されるヒト好塩基球の脱顆粒化」と題する歴史的論文の発表。

その他、300 以上の論文を発表。

賞 1984 年……フランス首相より「Sir.（卿）」の称号を授与される。

1985 年……CNRS（国立科学研究センター）から癌研究で銀賞を受賞。

※ 二度ノーベル賞候補にノミネートされる。

日本語版監修者紹介

由井寅子（ゆい・とらこ）
Ph.D.Hom（ホメオパシー博士）、FHMA（HMA 名誉会員）、HMA・ARHHom（HMA・ARH 認定ホメオパス）、FCPH（CPH 名誉会員）、D.C.Hom.（クリニカルホメオパス）、JPHMA 会長、RAH 学長

1953 年愛媛県生まれ。日本で 10 年ドラマ・ドキュメンタリー作り、英国で 5 年報道担当として携わる。33 歳の時、潰瘍性大腸炎を患う。万策尽きたとき、ホメオパシーと運命的な出会いをし、ホメオパシーで完治するという体験をする。その後、リージェントカレッジのクラシカルホメオパシー科入学、クラシカルに限界を感じ、翌年カレッジ・オブ・プラクティカル・ホメオパシーに二年目から編入、恩師ロバート学長と出会う。卒業後、英国国家認定の英国ホメオパシー医学協会（HMA）によるホメオパス認定試験に合格し、HMA 認定ホメオパスとなる。言葉の壁を乗り越えて努力した日本人初の認定ホメオパスとして「スペシャルアワード」を授与される。英国にて由井ホメオパシークリニックを開設し、ホメオパスとして活動を開始するとともに、深くホメオパシーを学ぶべく、CPH の大学院（二年間）に進学する。この年、CPH に大学院の教授として招聘された恩師ネルソン博士と出会い徹底的な英才指導を受ける。この間、大学院で勉学に励むとともに、ホメオパスとして活動する。大学院卒業後、ホメオパスとして精力的に活動をはじめる。

1997 年 4 月、日本に本格的なホメオパシーの学校、HMA 認定のロイヤル・アカデミー・オブ・ホメオパシー（RAH）を創設し、ホメオパシーの教育に全力を注ぎはじめる。2000 年 4 月、これまでの功績が高く評価され、英国ホメオパシー医学協会（HMA）の名誉会員となる。

訳者紹介

■堀一美（序、まえがき、はじめに、第１章～第６章）

石川県生まれ。東京外国語大学フランス語学科卒業後日本航空（株）勤務。退社後アメリカ滞在をへて2004年よりホメオパシー関連のフランス語文献の翻訳および通訳を手がける。

■小幡すぎ子（第７章～10章、おわりに、あとがき）

和歌山県生まれ。奈良女子大学理学部物理学科卒。サンケイスカラシップにて英国エセックス大学留学。訳書には、『集中/分散オペレーティング・システム』『C++プログラマズ・ハンドブック』（トッパン）、『旗手たちの地平線』（技術評論社）、『生命の塵』（翔泳社）、『自然資本の経済』（日本経済新聞社）がある。

＜在りし日のベンベニスト博士フォトグラフ＞

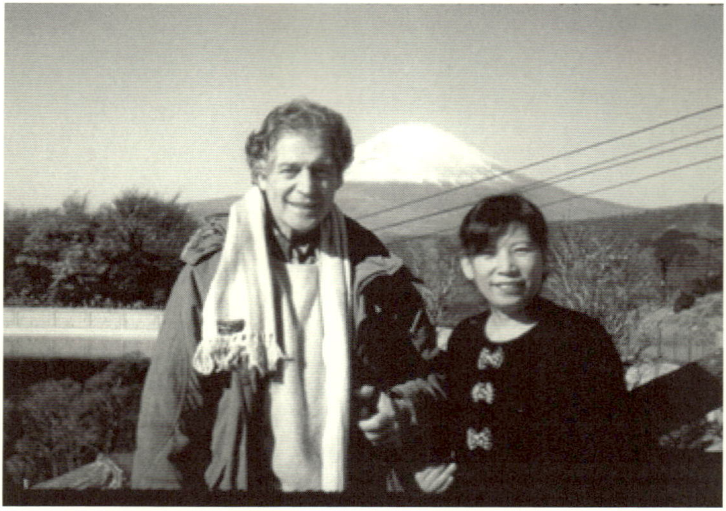

由井寅子氏と富士山をバックに（箱根）

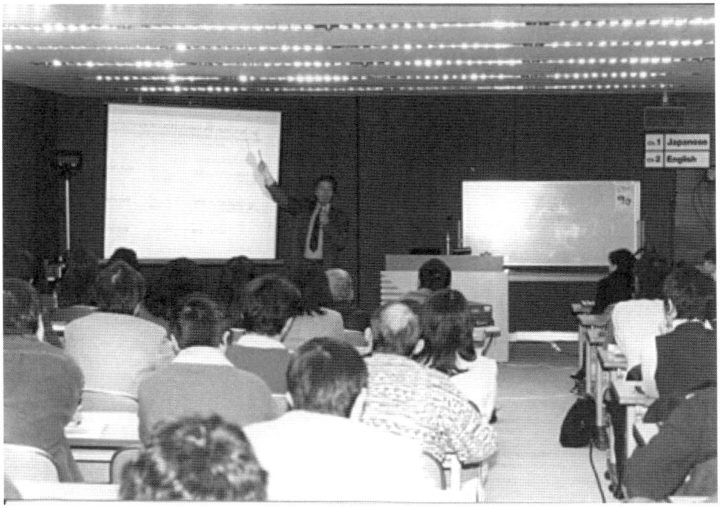

水の記憶に関する最新研究の講義（東京）
（ロイヤル・アカデミー・オブ・ホメオパシー主催）

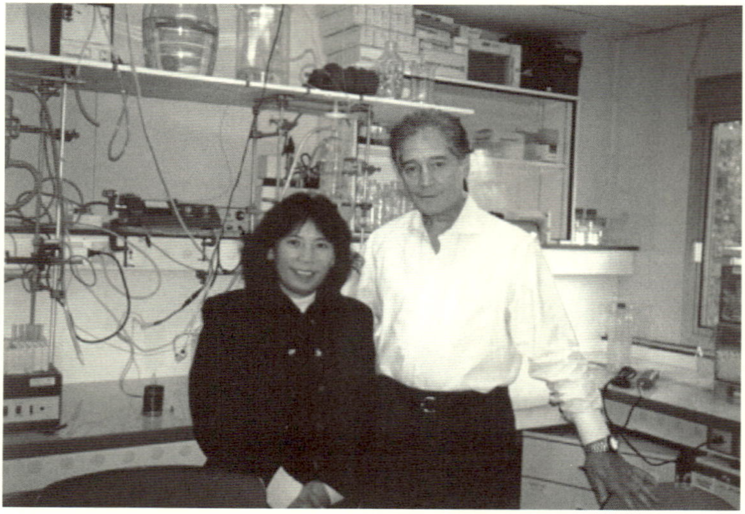

由井寅子氏とインセルムの研究室にて（パリ）

日本のホメオパシーインフォメーション

2005 年 11 月現在

ホメオパシー出版編

日本ホメオパシーグループ 一覧

団体種別	名　称
協　会	日本ホメオパシー医学協会（JPHMA）
学　会	日本ホメオパシー医学学会（JPHMS）
学　校	ロイヤル・アカデミー・オブ・ホメオパシー（RAH）
センター	日本ホメオパシーセンター
啓蒙団体	ホメオパシーとらのこ会
クリニック	日本ホメオパシー医学協会提携クリニック
啓蒙・販売	ホメオパシージャパン株式会社
商品店舗	ホメオパシックファーマシー
出　版	ホメオパシー出版有限会社
書籍店舗	ホメオパシーブックス
研究所	ホメオパシー研究所株式会社

＊連絡先、URL 等は、各セクションに記載してある情報をご覧下さい。
＊最新情報は、各ホームページをご覧下さい。

■日本ホメオパシーグループ　Japanese Homoeopathic Group（JPHG）

日本ホメオパシーグループは、1998 年 4 月の日本ホメオパシー医学協会設立と同時に日本に初めて設立されたグループ団体で、日本ホメオパシー医学協会とその認定機関から構成されています。日本ホメオパシー医学協会は、各ホメオパシー関連機関の認定機関として機能し、日本ホメオパシー医学協会の認定を受けた各機関は、日本ホメオパシーグループ内に帰属します。日本ホメオパシーグループの目的は、日本ホメオパシー医学協会と同じところ、すなわち、日本におけるホメオパシー医学の正しい普及と発展のために、これに関する知識と情報の交流ならびにその研究の推進を図るとともに国際協力に努め、広く社会に貢献することにあります。

〒 151-0061 渋谷区初台 2-1-4 東京センター本部ビル 4F 日本ホメオパシー医学協会内
TEL:03-5352-7766　FAX:03-5352-7767　Email:office@jphma.org　URL:http://www.homoeopathy.gr.jp/

■協会　日本ホメオパシー医学協会　Japanese Homoeopathic Medical Association（JPHMA）

JPHMA は、日本ホメオパシーグループ内で認定機関としての役割を持ち、日本における正しいホメオパシー医学の発展のために、JPHMA の理念に賛同する個人（認定ホメオパス、ホメオパシーの発展に貢献した個人）、団体（ホメオパシーの発展に貢献する団体）、法人（ホメオパシーの発展に貢献した法人）を認定しております。そして、日本ホメオパシーグループ内において、JPHMA の認定を受けている個人、団体、法人が JPHMA が認める質の高いホメオパシーを国民に提供していることについて常に審査しております。たとえば、認定しているセンターまたは個人・団体に対する苦情や意見をまとめる機関となり、各センターまたは個人・団体に事実確認をとり、調査し、問題を明確にして、改善するよう指導を行なっております。また、JPHMA の認定を受けたホメオパスが、質の高いホメオパシー治療を国民に提供し続けることができるために、定期的に、国内外の著名なホメオパスによる講義を開催し、常に新しいホメオパシー治療の提供と指導を行っております。

さらに、日本国民を混乱させないよう、正しいホメオパシー情報を提供しております。国内外のホメオパシーに関わる誤った報道においても、JPHMAとして意見をし、日本のホメオパシー医学が方向性を間違えることのないよう、ヨーロッパのスタンダードを基本としたホメオパシー医学のあり方を、日本に正式に伝える立場としての責任を果たすことが重要であると考えております。

〒151-0061　東京都渋谷区初台 2-1-4 ホメオパシーセンター東京本部ビル 4F
TEL:03-5352-7766　FAX:03-5352-7767　Email:office@jphma.org　URL:http://www.jphma.org/

■学会　日本ホメオパシー医学学会　Japanese Homoeopathic Medical Society（JPHMS）

日本ホメオパシー医学学会（JPHMS）は、1999年4月に発足した、日本ホメオパシー医学協会（JPHMA）内にある学術学会です。2001年9月、Liga（国際ホメオパシー医師団体）の正式日本代表団体と認定されました。

〒151-0061　東京都渋谷区初台 2-1-4 ホメオパシーセンター東京本部ビル 4F
TEL:03-5352-7766　FAX:03-5352-7767　URL:http://www.jphma.org/bunkai/index.html

■学校 ロイヤル・アカデミー・オブ・ホメオパシー　Royal Academy of Homoeopathy（RAH）

1997年設立の日本唯一のプロフェッショナル・ホメオパス養成カレッジ（4年制）であるRAHはグループ内で専門教育機関としての役割を担い、プロの認定ホメオパスを養成するための専門学校として、HMA（英国ホメオパシー医学協会）認定ホメオパス、もしくはARH（英国認定ホメオパス連合）認定ホメオパスを日本において育成することを目的としています。

日本ではホメオパシーは国家資格となっておりませんから、プロのホメオパスとして活動するには、しっかりとした教育機関での教育と、ホメオパスに足る知識と実践能力が厳格に試験され、合格して初めてホメオパスを生業とすることが客観的に保証されると考えております。ですからRAHでは、プロのホメオパスを養成すること、HMAあるいは、ARHのホメオパス認定試験に合格できるよう指導することに力がおかれます。日本にプロのホメオパスがいなければ、病気で苦しむ方々をはじめとする日本国民がホメオパシーの恩恵を受けることはありません。ロイヤル・アカデミー・オブ・ホメオパシーはその役割を果たすべく、教育内容のより一層の充実をはかり、日本中にホメオパシーの恩恵を与える担い手の育成に力を注ぎます。また2005年度には、動物コース開設しアニマルホメオパスを目指すことも可能となりました。

RAH卒業後、HMA、ARHのホメオパス認定試験の日本語での受験資格を得ることができ、合格すると英国政府が認定する英国協会（HMA、ARH）の認定ホメオパスの資格を取得することができます。認定ホメオパスとなると、日本ホメオパシーセンターを開設しホメオパスとして活動することができるようになります。

RAHを認定する機関

☆ JPHMA〔日本ホメオパシー医学協会〕認定
☆ HMA　〔英国ホメオパシー医学協会〕認定

☆ ARH　〔英国認定ホメオパス連合〕受験資格認定
☆ CORH〔英国全ホメオパス統合協会〕容認
☆ CPHM〔英国カレッジ･オブ･プラクティカル・ホメオパシー・ミッドランド〕認定
〒 151-0066　渋谷区西原 3-49-13 ホメオパシージャパン東京本社ビル
TEL:03-5790-8705　FAX:03-5790-8706
Email:rah@homoeopathy.gr.jp　URL:http://www.homoeopathy.ac/

■センター　日本ホメオパシーセンター Japanese homoeopathic Center（JPHC）

日本ホメオパシーセンターは、日本ホメオパシーグループ内において健康相談機関としての役割を担い、ホメオパシーにご理解をいただいている「ホメオパシーとらのこ会」の会員の皆様に、国民健康サービスを提供しております。

英国では多くの人々が、心や身体のケアのためにホメオパシーによる健康相談を気軽に利用しています。日本でも、日本ホメオパシー医学協会（JPHMA）と英国ホメオパシー医学協会（HMA）もしくは、英国認定ホメオパス連合（ARH）の認定を受けたホメオパスが、各地で健康相談会を開いています。

日本ホメオパシーセンターは、心身の不調や病気で苦しんでいる方々、赤ん坊、妊婦さん、虚弱な方、女性の問題、男性の問題などなどの問題を抱えている方々が、認定ホメオパスによる健康相談を受け、ホメオパシーによって健康を取り戻すことを目的とした機関です。ご家族の心身の健康のために、企業における社員の健康促進のために、また慢性的な症状でお悩みの方に、認定ホメオパスによる継続的な相談をお薦めいたします。ホメオパシーはその方の全体像をみてゆきますので、直接相談会においでになるのが一番良いのですが、諸事情により直接いらっしゃれない方のために、センター本部では電話相談やお手紙による通信相談も行っております。

ストレスや悩み等を吐き出し、本来の自分らしく生きてゆくために、是非お近くのホメオパシーセンターをご利用下さい。

＊各センターのご案内は、巻末の「日本ホメオパシーセンターのご案内」をご覧下さい。
〒 151-0061　東京都渋谷区初台 2-1-4 東京センタービル 4F
TEL:03-5352-7750　FAX:03-5352-7751　Email:center@homoeopathy.co.jp
URL:http://www.jphma.org/center/index.html

■啓蒙団体　ホメオパシーとらのこ会　Society of Toranoko

ホメオパシーとらのこ会は、日本ホメオパシー医学協会の認定を受けた会員制の団体で、その役割は、正統なホメオパシーの知識を、それを望む人々に提供することにあります。

ホメオパシー治療にあたって、その理解は大きな鍵となります。ホメオパシーは、症状を抑えて見えなくしてしまうのではなく、自らの力（自然治癒力）を信じ、症状を本来の自分からの声として扱い、レメディーを用いることで心身がこだわりに気づくことにより、症状の全てを押し出すことにあります。時に、奇跡的と思われるような癒しが起こることがありますが、これは全て、私たち一人ひとりが持つ自然治癒力によるものです。ホメオパシーは、健康は自分自身がつくるものであり守るものであるという、当たり前のことを実感し実践していくものでもありますまた、全国のホメオパシーセンターでは、とらのこ会員の方を対象にホメオパシーの健康相談会が行われます。

ホメオパシーの健康相談会を会員制という形で提供しておりますのには、理由があります。日本において、ホメオパシーについての知識が全くないような人でも、自由に相談を受けられるということであれば、まだホメオパシーが一般的には知られておらず、市民権を得ていない現状を考えると、ホメオパシーが誤解される懸念があります。それはクライアントの皆様にとっても残念なことであり、そのためにホメオパシーの信頼を失うことがあれば、尚更残念なことです。現在の日本においては、国が認めていない、そしてまだまだ国民に知られていないホメオパシー療法を、提供する側の責任として、会員制のなかでホメオパシーに理解ある方々へのサービスとして、ホメオパシー療法を提供し、会員の皆様にホメオパシーへの理解を深めていただくよう啓蒙することは、クライアントにとってもホメオパスにとってもとても大切なことであり、責任をもってホメオパシー療法を提供するために必要な措置であると考えております。

ホメオパシーを大切に思い、誤解されることのないようにとの願いから、会員制にてサービスを提供させていただいておりますが、個々のセンターが個別に会員システムの運用を行うことは大変なことであり、この役割を引き受けるべくとらのこ会が発足した次第です。一日も早く、ホメオパシーが市民権を得て、皆がホメオパシーやホメオパシー的考えを理解され、ホメオパシー療法が会員制をとらなくても提供できるようになることを願っております。

尚、会員になられた皆様には、とらのこ会と提携していただいている全国の日本ホメオパシーセンターにおいて、ホメオパシー健康相談を受けることができます。また、機関誌オアシスを購読し、皆さんが自分と家族にホメオパシーを実践する中で、本来の自分を取り戻して頂きたいと願っております。ヨーロッパ等では、伝統医療として、広く認識され実践されているホメオパシーが、日本においても多くの方に紹介され、人々が毎日を健康に、自分らしく生きることに貢献できれば幸いです。

〒151-0066　東京都渋谷区西原 3-49-13　ホメオパシージャパン東京本社ビル
TEL:03-5790-8700　FAX:03-5790-8702　Email:toranoko@homoeopathy.ne.jp
URL:http://www.homoeopathy.co.jp/consultation/toranoko_index.html

■提携クリニック　日本ホメオパシー医学協会提携クリニック　Clinics

日本ホメオパシー医学協会提携クリニックは、日本ホメオパシー医学協会の理念に賛同し、ホメオパシーにご理解をいただいている医師が院長を務めるクリニックです。そこでは、医師の本分である現代医学に基づく検査、治療が行われており、日本ホメオパシーセンターを運営するホメオパスと連携しながら、検査、治療を行う機関として機能しております。

日本ホメオパシー医学協会では、医師の本分とは現代医学に基づく検査、診断、治療であり、クリニックとはそれらを実施する機関であるという正しい法解釈に則り、ホメオパシー治療は日本ホメオパシーセンターで行い、現代医学による治療はクリニックで行うことを明らかにしております。

日本ホメオパシー医学協会では、当然のことですが、現代医学も医師も決して否定するものではありません。それは日本国民にとって当然必要な機関であり、必要な職業であると認識しております。ただし、クリニックという名のもとに、あるいは医師という名のもとに、ホメオパシー治療を行うのであれば、それは正しいことにはならないと考えております。ホメオパシー治療を行う者は、認定された職業ホメオパスと呼ばれるべきであり、ホメオパスが活動する場は、日本国が認めるクリニックではないからです。

この日本ホメオパシー医学協会の理念は、決して特別なものではありません。英国国会でも、医師は、医師ホメオパスという名称を使ってはならないとする報告書が提出されました。理由は、国民が混乱するからというものです。実際、ホメオパシーと現代医学ではアプローチが全く正反対です。必要なことは、医師を名乗る者は、その名において自分の本分を全うすることであり、ホメオパスを名乗る者も、同様に、その名において自分の本分を全うすることにあります。医師とホメオパスは異なる職業であり、大切なことは、それぞれが相手の職業を認め、お互いに協力することにあります。

日本ホメオパシー医学協会では、上記の理念に賛同し、本協会と提携を希望するクリニックがありましたら、広く門戸をあけてお待ちしております。

＊提携クリニックのご案内は、巻末の「提携クリニック」をご覧下さい。

〒151-0061　東京都渋谷区初台 2-1-4 ホメオパシーセンター本部ビル 4F
TEL:03-5352-7766　FAX:03-5352-7767　URL:http://www.jphma.org/clinic/index.html

■啓蒙・販売　ホメオパシージャパン株式会社　Homoeopathy Japan Co.

ホメオパシージャパン株式会社は、日本ホメオパシーグループ各社から提供される優れた品質の製品、並びに技術やシステムを扱う総合商事会社として、洗練された商品と総合サービスを提供する企業体です。

ホメオパシー療法で使用されるレメディーに関しては、英国ヒリオス社の日本における総販売元として総合的にサービスを提供し、国内産の天然高品質の各種クリームも販売しております。化粧品に関しては、徹底した研究に基づく天然素材の厳選とホメオパシー理論の応用で、御客様の個性を自然美として表現できる商品をご提供いたします。シャンプー、リンス、石鹸、それからハミガキなど、毎日の生活のなかで、自然に喜ばれる商品とサービスをご提供し続けております。ホメオパシージャパン株式会社はホメオパシーグループ内において、日本のホメオパシーの総合商事会社としての役割を担い、ホメオパシー関連商品と総合サービスをご提供いたしております。

業務内容

☆ホメオパシー関連商品の通信販売 … 各種・レメディー、レメディーキット、クリーム、化粧品、ベイリーフラワーエッセンス、シューマン・ウェーブ・ジェネレーター etc.。

☆ホメオパシー各種講演会・セミナー・実践 5 回コース・海外ホメオパスの講演などを開催。

〒151-0066　東京都渋谷区西原 3-49-13　ホメオパシージャパン東京本社ビル
TEL:03-5790-8700　FAX:03-5790-8702
Email:office@homoeopathy.co.jp　URL:http://www.homoeopathy.co.jp/

■商品店舗　ホメオパシックファーマシー　Homoeopathic Pharmacy

ホメオパシックファーマシーは、英国 Helios（ヒリオス）社認定 のホメオパシーの専門ショップです。

・ホメオパシックファーマシー東京 〒151-0061 東京都渋谷区初台 2-1-4
Tel:03-5352-7730　Fax:03-5352-7731〈月曜・祝日定休〉
・ホメオパシックファーマシー大阪 〒564-0062 大阪府吹田市垂水町 3-9-9
Tel:06-6368-5352　Fax:06-6368-5354〈月曜・祝日定休〉
・ホメオパシックファーマシー福岡　〒810-0016 福岡市中央区平和 5-13-3
Tel:092-533-6550　Fax:092-533-6552〈月曜・祝日定休〉

■出版　ホメオパシー出版有限会社　Homoeopathic Publishing Ltd.

本は、新しい未知な世界への窓と言えます。その窓からのぞきこむことで、人はこれまでもっていなかった知識を得て、真実へと向かう自分の足がかりを掴みます。ホメオパシー出版は、日本にホメオパシーが広まり根付くための、多くのしっかりとした窓を提供する出版社です。

とくに「ホメオパシー」という言葉をはじめて耳にする人々に対しては、ホメオパシー医学について正しく、わかりやすく伝える本を作り、ホメオパシーを学ぶ人々には、本当の学びに寄与する教科書や副読本を提供するなど、どのレベルにある方にも有益な出版物を提供してまいります。

過去300年に近い歴史の中で、世界中で著された数多くのホメオパシー文献を選りすぐり、本当に貴重で価値あるものを選び出して日本国内に提供してまいります。同時に、日本で新たに付け加えられた価値あるホメオパシー研究を正しく活字にとどめ、世界に伝えていく役割も果たして行きたいと考えております。＊書籍のご案内は、添付の別冊紙をご覧下さい。

〒151-0063　東京都渋谷区富ヶ谷1-14-12 ホメオパシービル1F
TEL:03-5790-8707　FAX:03-5790-8708
Email:info@homoeopathy-books.co.jp　URL:http://www.homoeopathy-books.co.jp

■研究所　ホメオパシー研究所株式会社　Institude of Homoeopathy Co.

ホメオパシー理論に基づいた考え方のもとに、天然素材を厳選した化粧品などの本当に良い価値ある商品を開発する役割を担っております。英国ヒリオス社、英国ジョンディブラック社、ドイツバイオプラントール社と技術提携をしております。

全国ホメオパシーセンターのご案内（2005年10月現在）

英国では数多くの方が､病気が症状として現れる前のいわば｢未病｣のうちに治すために、心や体のケアとして月一回の割合でホメオパスに相談しています。日本でも、心の悩みや人生の苦しみなどを吐き出し、日々を楽しく、そして本来の自分らしく生きるために、お近くのセンターをぜひご活用ください。

＊詳細については各センターにお問い合せください。留守電になっております場合は、折り返しご連絡させて頂くシステムになっているセンターもございますのでメッセージをお願いします。
＊日本ホメオパシーセンター内でのホメオパシー健康相談会は会員制で行われています。ご希望の方は「ホメオパシーとらのこ会」にご入会下さい。
＊〔★〕はホメオパシージャパン代理店も兼ねるホメオパシーセンターです。本部センター以外の代理店に関しましては、ご来店の場合は事前に、営業日時や商品の在庫があるかどうか等を予めお問合せください。留守電になっております場合は、折り返しご連絡させて頂くシステムになっている代理店もございますのでメッセージをお願いします。

東京本部センター★〔＋ホメオパシックファーマシー〕センター長：片桐航
由井寅子・岡本祥子・堀田峰雄・上村悦子・松森邦子・片山久絵・川瀬裕子・村上寿美代・渡部素子・最上早苗・居初美佐子・関根千加・竹内順一
〒151-0061 東京都渋谷区初台2-1-4 ホメオパシーセンター東京本部ビル
Tel:03-5352-7750　Fax:03-5352-7751〈月曜・祝日定休〉

大阪本部センター★〔＋ホメオパシックファーマシー〕センター長：麻野輝恵
由井寅子・堀田ヒロミ・宗真吏・大野麻希子・山内知子
〒564-0062 大阪府吹田市垂水町3-9-9 ホメオパシージャパン大阪支社
Tel:06-6368-5352　Fax:06-6368-5354〈月曜・祝日定休〉

福岡本部センター★〔＋ホメオパシックファーマシー〕センター長：古園井成子
由井寅子・大谷節美・岸本勝季・宮崎由美・増田由紀子・備後友子
〒810-0016 福岡市中央区平和5-13-3 ホメオパシージャパン福岡支社
Tel:092-533-6550　Fax:092-533-6552〈月曜・祝日定休〉

岩手一関★ 本江眞弓
〒021-0902 一関市荻荘金ケ崎49-1　Tel:0191-32-1013　Fax:0191-32-1012

埼玉日進★ 大場玲子
〒331-0823 さいたま市北区日進町2-171 コスモ大宮日進304号　Tel&Fax:048-654-4665

埼玉川口★ 川島房子
〒332-0026 川口市南町1-13-25-106 RanRanRan　Tel&Fax:048-241-2144

埼玉草加 鳥海和子
〒340-0056 草加市新栄町761　Tel&Fax:048-942-0289

埼玉深谷 大山眞知子
〒366-0052 深谷市上柴町西4-17-14　Tel&Fax:048-574-5579

埼玉松伏★ 横川康幸
〒343-0106 北葛飾郡松伏町大川戸977　Tel&Fax:048-991-7800

埼玉日高★ 松尾敬子
〒350-1255 日高市武蔵台 1-3-5 Tel&Fax: 042-982-5665

千葉船橋★ 佐藤陽子
〒274-0063 船橋市習志野台 5-19-5 Tel&Fax:047-462-6288

千葉市川★ 鈴木久志 市川市 携帯 :090-2936-0875

板橋西台★ 中村良浩
〒175-0045 板橋区西台 2-6-31-2F やすらぎの森 Tel:070-6644-1089 Fax:03-3559-9812

江戸川南小岩★ 鈴木由美 & 佐藤陽子
〒133-0056 江戸川区南小 6-15-28 オフィスラベンダー 携帯 :080-1010-3664 Fax:03-3673-2361

大田久が原★ 渡辺明子
〒146-0085 大田区久が原 5-27-3 Being Tel&Fax:03-3754-7332 携帯 :090-5787-9383

品川北品川★ 下辺利恵子
〒141-0001 品川区北品川 5-8-6-102 Tel&Fax:03-5420-1879

渋谷代官山 岡部豊美
〒150-0034 渋谷区代官山町 13-6 Tel&Fax:03-3477-2563

墨田両国 坪田あやこ Tel&Fax:03-3829-2088

世田谷尾山台 松下扶美子
〒158-0086 世田谷区尾山台 2-7-14 ソレイユ Tel:03-5706-3389 Fax:03-3704-1465

世田谷奥沢★ 荒年郎
〒158-0083 世田谷区奥沢 5-2-3-103 Cosmic Relaxation Network Tel&Fax:03-5701-5838

中央銀座 ウマラニカ千鶴
〒104-0061 中央区銀座 6-6-1 銀座風月堂ビル 5F 銀座ビジネスセンター内 Tel&Fax:03-5793-1304

豊島池袋 南陽子
〒171-0022 豊島区南池袋 3-13-9 ビスハイム池袋 1105 サウスシーホロスコープ Tel:070-5462-2989

豊島駒込 鈴木由美・樋畑麻子
〒114-0024 北区西ヶ原 1-58-1 Tel&Fax:03-3910-0588

杉並阿佐ヶ谷★ 南一森
〒166-0004 杉並区阿佐ヶ谷南 firest@firest.ne.jp

東京八王子★ 上嶋伸子
〒192-0907 八王子市長沼町 104-2 Tel&Fax:0426-36-5456

東京吉祥寺 南陽子
〒180-0004 武蔵野市吉祥寺本町 1-20-1 吉祥寺永谷シティプラザ 704 サウスシーホロスコープ 携帯 070-5462-2989

横浜都筑★ 原田（猪狩）有美
〒224-0007 横浜市都筑区荏田南 5-18-14 横山マンション荏田南 V301 Baby Angel Tel&Fax:045-943-4961 携帯 :090-6790-4454

横浜鶴見 佐藤千恵子
〒230-0077 横浜市鶴見区東寺尾 3-24-45-306 グリーンヒルズ東寺尾 Tel&Fax:045-583-5899

神奈川逗子 服部牧
〒249-0005 逗子市桜山 9-2-39 Tel:046-872-6911

神奈川茅ケ崎 岩本てるみ
〒253-0072 茅ケ崎市今宿 360-3-2-402 Tel&Fax:0467-83-0052

神奈川つきみ野 石川美樹
〒242-0002 大和市つきみ野 8-14-3 スカイハイツ 813 Tel&Fax:046-208-0480

神奈川厚木　林香奈
〒243-0018 厚木市寿町2-1-3 D' クラウディア本厚木 306　Tel&Fax:046-222-1755 携帯 070-5574-2494

川崎稲田堤★　荒年郎　＊お問い合わせは世田谷奥沢センターまでお願いします。
〒214-0003 川崎市多摩区菅稲田堤 3-4-1 稲田助産院内

鎌倉七里ヶ浜　熊澤伸浩
〒243-0018 厚木市中町 4-12-10 グリーンフィル 301　Tel&Fax:0467-33-2610

新潟阿賀野★　井上真由美
〒959-1923 阿賀野市勝屋 918-72　Tel:0250-61-2727 Fax:0250-61-2728

新潟長岡★　南一森
〒940-0062 長岡市旭町自然派専科 CONA　Tel&Fax:0258-25-1874

新潟河渡★　須藤悦子
〒950-0024 新潟市河渡 2-3-28 メンタルリンク　Tel:025-272-9101　Fax:025-272-9102

石川金沢★　森博康
〒921-8062 金沢市新保本 4-66-1 ひまわりほーむ 2F ㈱創環　Tel:076-269-1015　Fax:076-269-1018

福井武生★　大野真奈美
〒915-0051 武生市帆山町 19-13-8 ナチュラルメディケア　Tel:0778-22-5228 Fax:0778-21-1583

福井鯖江　杉谷やす子
〒916-0046 鯖江市横江 1-2-5 T's one203 号　携帯 :090-2039-1555　Fax:0778-42-0044

山梨南アルプス　深沢一政
〒400-0226 南アルプス市有野 2855　Tel&Fax:055-285-6464　携帯 :090-4430-8394

岐阜日野★　高田乃梨子
〒502-0056　岐阜市日野西 2-3-22　Tel&Fax:058-248-8640

静岡函南★　原萌萌子
〒419-0114 田方郡函南町仁田 333-12　Tel&Fax:055-978-3804

静岡熱海★　髙橋和子
〒413-0016 熱海市水口町 11-22　Tel&Fax:0557-81-1100　携帯 :090-3222-5123

静岡浜松　本康優子
〒430-0852 浜松市領家 1-7-30 カレー処ヤサカ内　Tel&Fax:053-463-1308

名古屋中　阪口恭子
〒460-0012 名古屋市中区千代田 2-4-28 アーバニア上前津東 801　Tel&Fax:052-251-2326

名古屋名東★　大野麻希子
〒465-0013 名古屋市名東区社口 1-101 アンソレイエA　携帯 :090-6480-9711 Fax:052-777-3044

愛知豊田　石神希保
〒471-0863 豊田市瑞穂町 1-1-1　Tel:0565-35-1266　Fax:0565-35-0879

愛知岩倉★　高田乃梨子　（代表 桑山ひとみ）
〒482-0031 岩倉市八剱町渕の上 4 番地　Tel&Fax:0587-66-1956

京都左京★　金岡秀年
〒606-0903 京都市左京区松ヶ崎西桜木町 62　Tel:075-702-0567

京都吉田★　鷹巣千恵子
〒606-8315 京都市左京区吉田近衛町 15-5　Tel&Fax:075-752-0634

大阪新大阪★　秋岡多江
〒533-0033 大阪市東淀川区東中島 1-19-11 大城ビル 302　Tel:06-6322-1230　Fax:06-6326-5178

大阪四天王寺★ 宗　真吏
〒543-0072 大阪市天王寺区生玉前町 5-11 メゾン・プチボワ 501　Tel&Fax:06-6773-2969

大阪茨木★ 勝原則子
〒567-0831 茨木市鮎川　Tel:072-633-3824

兵庫尼崎★ 今村美雪
〒661-0022 尼崎市尾浜町 2-12-37　Tel&Fax:06-6429-2856

神戸元町　佐佐木美弥子
〒650-0012 神戸市中央区北長狭通 3-11-15 モダナークファームカフェ　Fax:078-391-3067 携帯:080-5334-3850

和歌山かつらぎ　深尾一絵
〒649-7171 伊都郡かつらぎ町大薮 316-1　Tel&Fax:0736-22-8444

岡山熊山★ 松本茂美 & 松本夏美
〒709-0721 赤磐市桜が丘東 6-6-382　Tel&Fax:08699-5-3099

広島古江★ 増田敦子
〒733-0822 広島市西区庚午中 3-4-10 ビューハイツ 301　Tel:082-271-4645 Fax:082-271-4701

広島佐伯★ 酒匂篤
〒731-5128 広島市佐伯区五日市中央 3-16-31 笹原ビル 402　Tel&Fax:082-921-5825 携帯:090-7132-1756

広島楽々園★ 沖増和美
〒731-5136 広島市佐伯区楽々園 5 丁目 18-8　Tel&Fax:082-924-6181　携帯:090-7775-0367

徳島鳴門★ 松村亮一
〒772-0032 鳴門市大津町吉永 251-6 リアリゼーションスペースアンアンティーノ Tel&Fax:088-685-1772 携帯:090-1574-7006

徳島鳴門北★ 渡邊奈美
〒772-0051 鳴門市鳴門町高島字北 380-225　Tel&Fax:088-687-2530

福岡久留米★ 古園井成子
〒830-1113 久留米市北野町大字中 102-3　Tel&Fax:0942-78-6887

福岡前原★ 大谷節美
〒819-1123 前原市神在 1387-2 神在動物医院　Tel:092-321-0454 Fax:092-321-0459

福岡薬院★ 森下由紀子
〒810-0022 福岡市中央区薬院 1-6-36 ニューライフ薬院 504　Tel&Fax:092-716-0335

佐賀唐津★ 櫻井美穂
〒847-0022 唐津市鏡字生駒 2666-12 山﨑クリニック　Tel:0955-77-6555　Fax:0955-77-6556

長崎平戸　森(宮崎)由美
〒859-4824 平戸市田平町小手田免 531-2-A-3 Tel&Fax:0950-57-3400

熊本尾ノ上★ 下田眞佐夫
〒862-0913 熊本市尾ノ上 2-7-23　Tel:096-383-6629　Fax:096-383-6645

熊本出水★ 高橋泰三 & 山下眞智子
〒862-0941 熊本市出水 1-5-44 サフラン水前寺 602 号室 ホメオパシーの杜　Tel&Fax: 096-373-6740

熊本武蔵ヶ丘★ 宮崎日出子
〒862-8001 熊本市武蔵ヶ丘 2-22-18　Tel&Fax:096-338-8400　携帯:090-5384-9775

大分★ 秦昭二
〒870-0834 大分市上野丘西 23-19　Tel&Fax:097-545-8833

沖縄浦添★ 鈴木陽子
〒900-0012 那覇市泊 1-4-10 ライオンズマンション泊第 8　603 号　Tel&Fax:098-868-3338

沖縄宜野湾★ 諸喜田睦子
〒901- 2206 宜野湾市愛知 25 グリーンプラザ愛知 201 Tel:098-892-9118 携帯 :090-3793-6780
沖縄うるま★ 伊禮伸子
〒904-2215 うるま市みどり町 3-20-4 いれいはり・きゅう院 Tel&Fax:098-973-3193
宜野湾市上原 外間涼子
〒901-2204 宜野湾市上原 1-18-6-2 Tel&Fax:098-892-6261 携帯 :090-9594-5911
那覇久場川 宮里マチ子
〒903-0804 那覇市首里石嶺町 3-17-3 Tel&Fax:098-885-6759

〈提携クリニック〉

佐賀｜山﨑クリニック★ 山﨑実好医師
〒847-0022 唐津市鏡字生駒 2666-12 Tel:0955-77-6555 Fax:0955-77-6556
熊本｜青葉病院 高橋泰三医師
〒861-4225 下益城郡城南町東阿高 778-20 Tel:0964-28-5151 Fax:0964-28-5296
福岡｜増田整形外科内科医院 増田由紀子医師
〒813-0013 福岡市東区香椎駅前 2-11-15 Tel:092-681-3831 Fax:092-661-7867
※完全予約制 ホメオパシーに関するお問い合わせはお受けできません。

〈提携動物クリニック〉

岩手｜ほんご動物病院★ 本江眞弓獣医師
〒021-0902 一関市萩荘金ケ崎 49-1 Tel:0191-32-1013 Fax:0191-32-1012
岩手｜たんぽぽ動物病院 関妙子獣医師
〒020-0832 盛岡市東見前 8-20-5 Tel&Fax:019-614-2323
東京・港区｜動物病院 NORIKO 宮野のり子獣医師
〒106-0045 港区麻布十番 2-6-4 Tel:03-3405-4155 Fax:03-3403-7162
東京・台東区｜シンシアペットクリニック 高橋友子獣医師
〒111-0033 台東区花川戸 2-3-11 Tel:03-3847-6083 Fax:03-3847-6085
東京・小平市｜アカシア動物病院 清水紀子獣医師
〒187-0042 小平市仲町 210-2-101 Tel:042-343-9219 Fax:042-342-5340
東京・江戸川区｜みなみこいわペットクリニック★ 杉本恵子獣医師
〒133-0056 江戸川区南小岩 6-15-28 Tel:03-3673-2369 Fax:03-3673-2361
神奈川｜ Yumi holistic Veterinary clinic★ 坂内祐美子獣医師
〒245-0053 横浜市戸塚区上矢部町 3004-7 Tel&Fax:045-811-9735
福岡｜神在動物医院★ 大谷節美
〒819-1123 前原市神在 1387-2 Tel:092-321-0454 Fax:092-321-0459

〈提携助産院〉

東京｜鴫原助産院★ 鴫原操助産師
〒170-0012 豊島区上池袋 4-31-28 プラウドシティ上池袋 202 号 Tel:090-2325-4734
大阪｜かつはら助産院★ 勝原則子助産師
〒567-0831 茨木市鮎川 Tel:072-633-3824
熊本｜宮崎助産院★ 宮崎日出子助産師
〒862-8001 熊本市武蔵ヶ丘 2-22-18 Tel&Fax:096-338-8400
沖縄｜しゆり助産院★ 諸喜田睦子助産師
〒901- 2206 宜野湾市愛知 25 グリーンプラザ愛知 201 Tel&Fax:098-892-9118

〈提携鍼灸治療院〉

東京｜片山明子の鍼灸治療室パレアナ★　片山明子鍼灸師
〒177-0054 練馬区立野町 27-4　Tel&Fax:03-3928-7581

東京｜堀田はりきゅう療院　堀田恵子鍼灸師
〒180-0022 武蔵野市境 2-17-8 メゾン武蔵野 107 号　Tel&Fax:0422-55-5428
※完全予約制　ホメオパシーに関するお問い合わせはお受けできません。

福岡｜治療室ナカムラ　中村あゆみ鍼灸師
〒811-3114 古賀市舞の里 1-9-16　Tel&Fax:092-942-7712

沖縄｜いれいはり・きゅう院　伊禮伸子鍼灸師
〒904-2215 うるま市みどり町 3-20-4　Tel&Fax:098-973-3193

〈提携歯科クリニック〉

東京｜坂井歯科医院　坂井歯科医師
〒157-0064 世田谷区給田 3-27-18　Tel:03-3300-3711
※必ずご予約の上ご来院ください。ホメオパシーに関する質問はご遠慮ください。

京都｜佐々木歯科医院　佐々木加枝歯科医師
〒615-8035 京都市西京区下津林芝ノ宮町 17　Tel:075-391-1460
※必ずご予約の上ご来院ください。ホメオパシーに関する質問はご遠慮ください。

〈提携指圧整体治療院〉

東京｜清心堂治療院　清水敬司指圧師整体師
〒187-0042 小平市仲町 210-2-202　Tel&Fax:042-347-0169

福岡｜森本整体治療院★　森本美枝子整体師
〒814-0104 福岡市城南区別府 5-8-3　Tel&Fax:092-846-3033

〈上記★印のセンター・提携クリニック以外の代理店〉

山梨｜自然なお産・育児・暮らし MOM★　松浦真弓
〒409-3715　西八代郡上九一色村富士ケ嶺 1223　Fax:020-4668-0214　homoeopathy@mom-jp.org

群馬｜群馬　スプリーム／上武由夏
〒373-0806　太田市龍舞町 5321　Tel:027-649-0227　fax:027-649-1843

宮城｜ Natural cafe/ ROUTE99★　高橋阿津子
〒981-3212 仙台市泉区長命ヶ丘 3 丁目 31-1　Tel&Fax:022-777-5705

神奈川｜スターチャイルド★　星川美智子
〒243-0406 海老名市国分北 1-4-1　Tel&Fax:046-231-1818

神奈川｜アプサラホリスティックケア★　斉藤雪乃
〒231-0868 横浜市中区石川町 1-1 カーサ元町 705　Tel&Fax:045-662-1456

兵庫｜西宮代理店★　堀口淑子
兵庫県西宮市　Tel:0798-72-6239　Fax:0798-72-6191

福岡｜九州ボンテン㈱★　岸本勝季
〒810-0001 福岡市中央区天神 2-3-35 新和ビル 2F　Tel:092-761-4634 Fax:092-761-4766

<ホメオパシー科学選書>

真実の告白　水の記憶事件

ホメオパシーの科学的根拠「水の記憶」に関する真実のすべて

2006年2月10日　初版第1刷発行

著　者　ジャック・ベンベニスト（Jacques Benveniste）
編　者　フランソワ・コート（François Cote）
日本語版監修者　由井　寅子
共訳者　堀　一美・小幡　すぎ子
装　丁　ホメオパシージャパン（株）
発行所　ホメオパシー出版（有）
〒151-0063　東京都渋谷区富ヶ谷1-14-12
Tel：03-5790-8707　FAX：03-5790-8708
URL　http://www.homoeopathy-books.co.jp/
Email　info@homoeopathy-books.co.jp

Printed in Japan.
ISBN4-946572-65-1
落丁・乱丁本は、お取り替えいたします。